慢性疼痛・脳神経疾患からの回復

YNSA山元式新頭鍼療法入門

YNSA

山元病院
山元敏勝［監修］

健康増進クリニック副院長
加藤直哉［著］

三和書籍

はじめに

「山元敏勝」

この名前をご存知の方が、日本の医師で何人いらっしゃるでしょうか？

山元敏勝先生は私が、約三年間お世話になった病院の理事長です。先生は、日本以外の医療界では非常に有名で、ヨーロッパなどで「ＹＡＭＡＭＯＴＯ」といえば「あー、ＹＮＳＡのＹＡＭＡＭＯＴＯですね」といわれるほど高名なのです。

先生の開発した「ＹＮＳＡ（Yamamoto New Scalp Acupuncture）」、日本名で「山元式新頭鍼療法」を、先生がお元気のうちにどうしても日本に広めたく、今回この本を執筆するに至りました（以下、山元式新頭鍼療法は「ＹＮＳＡ」と記載します）。

このＹＮＳＡは、山元敏勝先生が一九六八年（昭和四三年）ころより行い、一九七三（昭和四八）年に確立した頭鍼治療法です。

主な疾患として、すべての痛み（首、腰、肩、頭痛）、神経症状（めまい、耳鳴り、不眠、更年期障害など）、精神疾患などにおいて、今までの鍼治療とはまったく異なり、即効性のある治療効果をあげています。

なかでもＹＮＳＡが特に優れていると思われるのは、現在治療法がリハビリしかない脳出血、脳梗塞など中枢神経疾患における半身不随、麻痺、言語障害、めまいなどの治療においてです。ＹＮＳＡにより、これまでほとんど動かなかった手足がその場で、動くことを突然思い出したかのように動くのです。

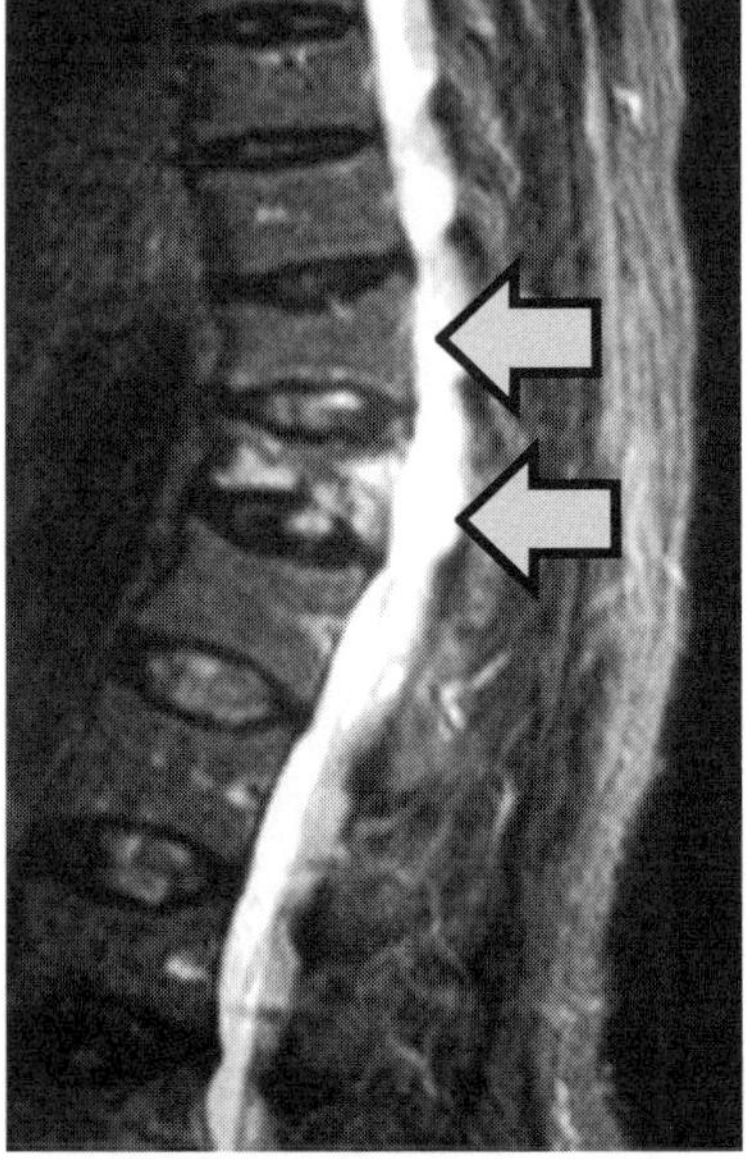

胸椎 12 番と腰椎 1 番の圧迫骨折

ＹＮＳＡでは、このような奇跡的な症例とも出会うことができます。

症例は六〇代女性です。七年前、胸椎の十二番と腰椎の一番を圧迫骨折し、その後からずっと痛みに悩まされて生活されてきました。その方の言葉を借りるなら「毎日が地獄の苦しみ」だったそうです。

日々苦しくなる痛みのためさまざまな病院に行きました。しかし、どの病院でも、「痛みは圧迫骨折のせいだから治療方法はない、この痛みとは付き合っていくしかない」といわれ、湿布、痛みどめを処方されるだけの治療でした。また、ひどい病院では「さらに圧迫骨折の危険もあるため、あまり動くな」と指導され、動くことに対して恐怖心だけを植え付けてくるドクターもいたそうです。

このような治療しかなされてこなかったため状況は悪化の一途をたどり、歩行は手押し車がないと不可能、また痛みのため背を曲げることができず、手が下に届きませんから、靴、靴下、下着までご主人の介助がなければ着脱が行えないほど生活レベルが低下した状態でした。また、膝も痛く屈曲ができないため、さらに動きが制限されていました。

そんな苦しみのさなか、少しでも光が見えればとある健康セミナーに参加したそうです。そこで偶然主催者と直接お話しできる機会があったため、現在の苦しみを主催者に訴えたところ、「すごい鍼をする先生がいるから行ってみたらどうですか」とＹＮＳＡを紹介され、わらにもすがる思いで私が勤務する病院にやってきました。

初めて診察室に入ってきたときは顔面は真っ青、腰を前にかがませ、ご主人に支えられるように手押し車を押しながらゆっくりと入ってきました。口から出る言葉も張りが全くなく、聞き取れるかどうかというぐらい小さな声でした。

この方に対してなんとか問診を終えた後、いよいよ治療開始となりました。ＹＮＳＡでは何よりも診断を大切にします。詳しい診断方法は後述しますが、簡単に言えば首を触診することで、問題のある場所を特定するという方法です。

この診断方法に従い、患者さんを診た結果、画像と同じように胸椎、腰椎の問題はありました。しかしそれ以上にこの方で問題だったのは脳点の圧痛でした。

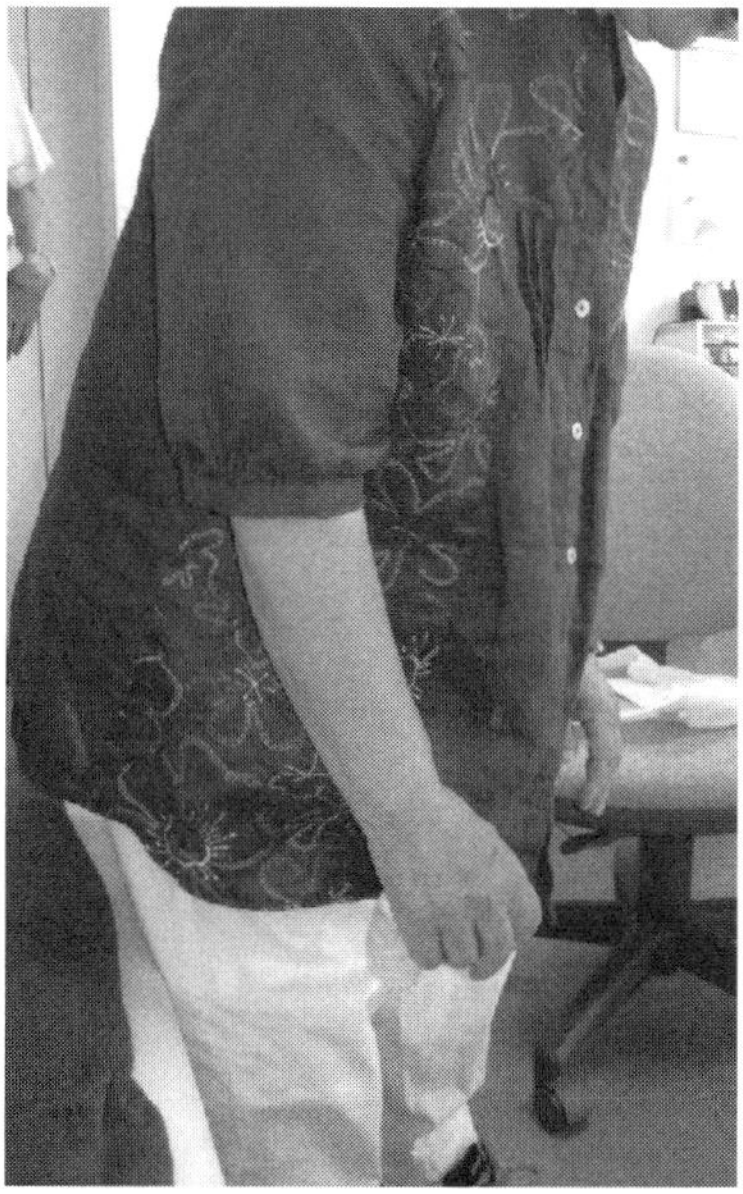

腰の痛みと恐怖で前に屈曲できない。よって靴や下着をはくことができず、ご主人にすべてやってもらっていた。

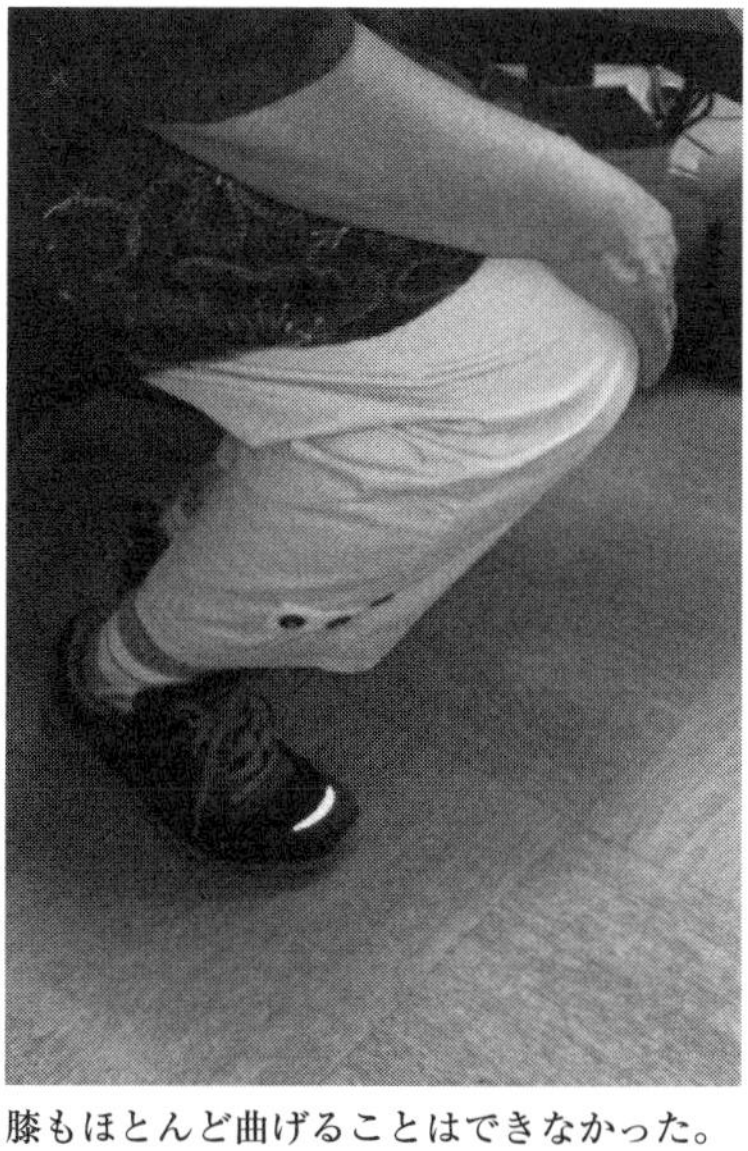

膝もほとんど曲げることはできなかった。

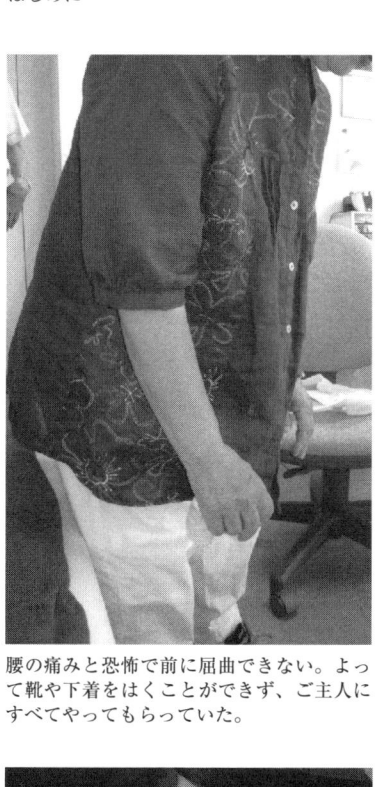

これは、長い年月の痛み、苦痛、恐怖が脳内に蓄積され、脳内性疼痛となった結果のものであるだろうと考えられました。よって、その診断にしたがって、腰椎、胸椎、そして脳点を中心に鍼を刺しました。

すると、なんと一回目の治療で、背は曲り、手が床についてしまったのです。

「あー、靴が履ける、信じられない！」

この時のうれしそうな顔はとても印象に残っています。また膝もスムーズに曲がるようになり、正座も可能となりました。

「先生、私はこれまで靴はおろか下着さえ、主人の力なしではは けませんでした。よって主人に見捨てられたら生きていけませんから、なにも口答えせずやってきました。でもこれでやっと主人と思い切り喧嘩ができます」

と、最後は冗談まで飛び出て笑顔の帰宅となりました。

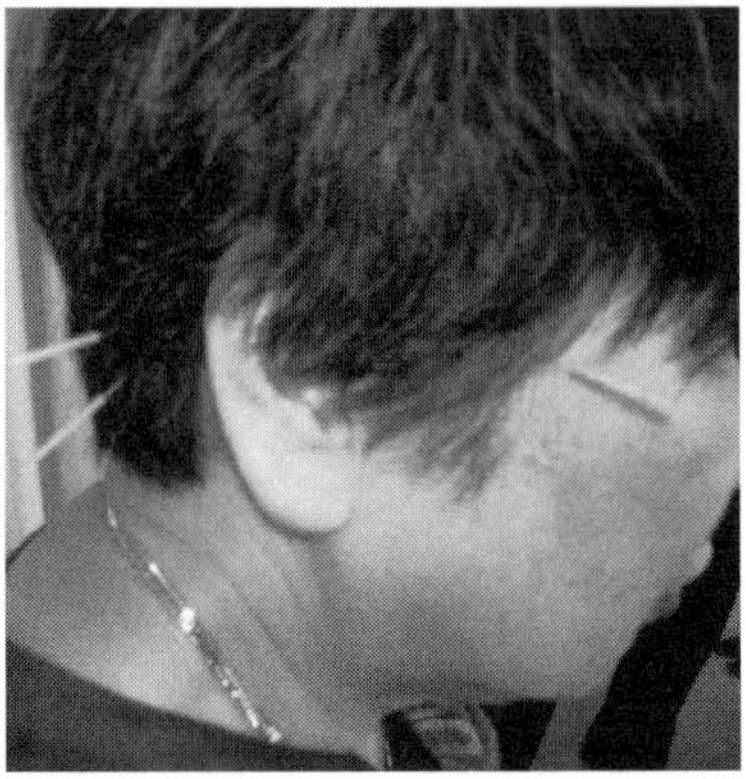
YNSA 施行

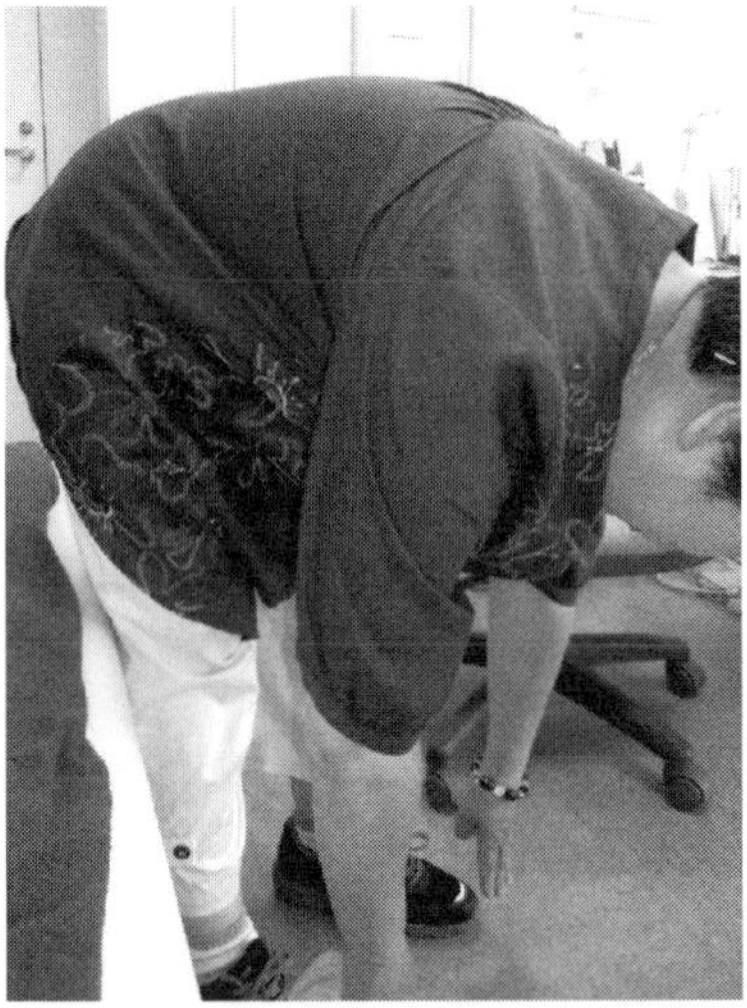
数年ぶりに手が床まで届く。

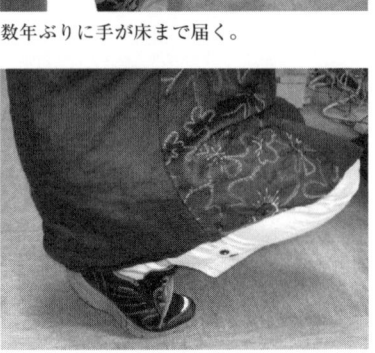

膝もしっかり曲げることができた。

もちろん、長期間麻痺が続いている方の中には、治療が困難な方、効果が低い方もいらっしゃいます。しかし、大半の方で何らかの変化を示すのです。このような症例に出会えると、本当にＹＮＳＡという技術を勉強してよかったと心から思えます。

このようなすばらしい効果を持つ治療であることから、世界が放っておくわけはなく、主にドイツ、アメリカなど欧米においては、ＹＮＳＡとして広く普及し、活用されています。

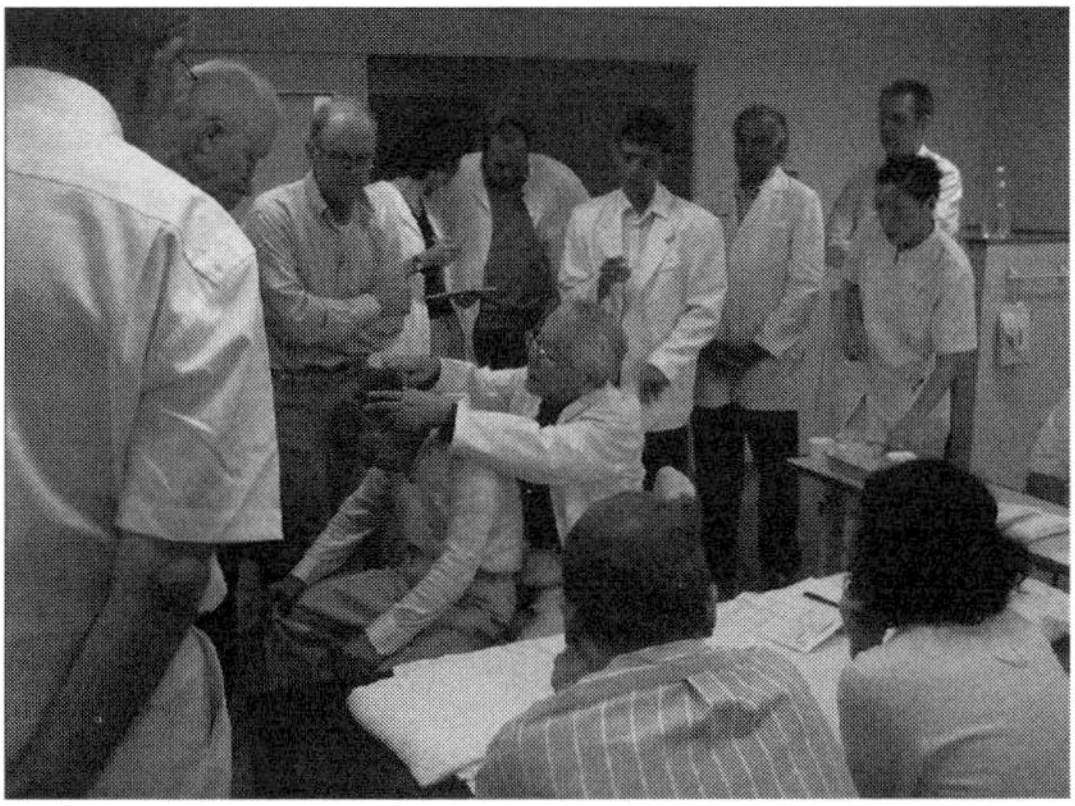

2008年、山元病院でのセミナー風景、各国から教授クラスの先生方が集まる。

二〇一〇年現在、世界中でＹＮＳＡを治療に採り入れている医師は正確ではありませんが一万人を超えているのではないかと考えられます。現に、山元敏勝先生は、世界中から指導要請を受け、ひと月に一度は各国に指導に飛んでいますが、さらに各国にて、それぞれＹＮＳＡに精通した医師を中心に勉強会が頻繁に行われ、続々とＹＮＳＡを行う医師が増えています。

また諸外国の先生方（各国の教授クラス）が毎年四〇人〜五〇人、一週間の日程で山元病院へ山元敏勝先生の手技を直接勉強しに来られます。多くの時間と、お金をかけ、日本の、宮崎まで足を運ぶのです。そのような、外国からわざわざ見学にこられるほど世界に認められた医師が、日本に一体何人いらっしゃるでしょうか？

私自身、山元敏勝先生の手技を初めて目の当たりにした時、全身の血が逆流していくような興奮を感じました。脳梗塞などで、まったく手の動かなかった人がその場で突然手が動きだす奇跡にとにかく感動し、「これだ！」と感じ、二〇〇六年より山元先生の下におし掛け、勉強させていただきました。

これほど、世界で認められた医療技術であるのに、残念ながら、日本ではＹＮＳＡを行う医師は十数名しかいません。しかも山元敏勝先生から直接指導を受けているのは私を入れても数名しかいないのです。このような現状では、数年後、海外からＹＮＳＡが逆輸入され、日本で生み出されたこの医療技術を、海外から日本人であるわれわれが学ばねばならない状況になるのを危惧してやみません。

私は、世界に遅れないように、このＹＮＳＡをマスターし、日本人のために伝えていかねばならないと、強く思うのです。

山元敏勝先生がすでに八〇歳を超えた今、先生がお元気のうちに、何とか日本に、

「世界に誇るすばらしい医療がある」

ということを伝えたく、山元敏勝先生の許可を得て本書を執筆するに至りました。

安価であること、習慣性がないこと、副作用がないこと、さらに簡便に行えることなどを考えれば、ＹＮＳＡは非常に価値のある、本当にすばらしい技術なのです。

日本でも欧米なみにＹＮＳＡが認められれば、医療費節減の面のみでなく、予防的医療手段として広く利用され、大きな恩恵が受けられるはずです。

日本の未来のため、日本の宝であるこのＹＮＳＡを日本人のためにぜひ広めたいと考えています。

本書をきっかけに、一人でも多くの医療従事者と患者さんがＹＮＳＡに興味を持ってくだされば幸いです。

そしてそこから声を上げていき、近い将来ＹＮＳＡの意義が、しかるべき関係機関の評価が得られることを心から祈ってやみません。

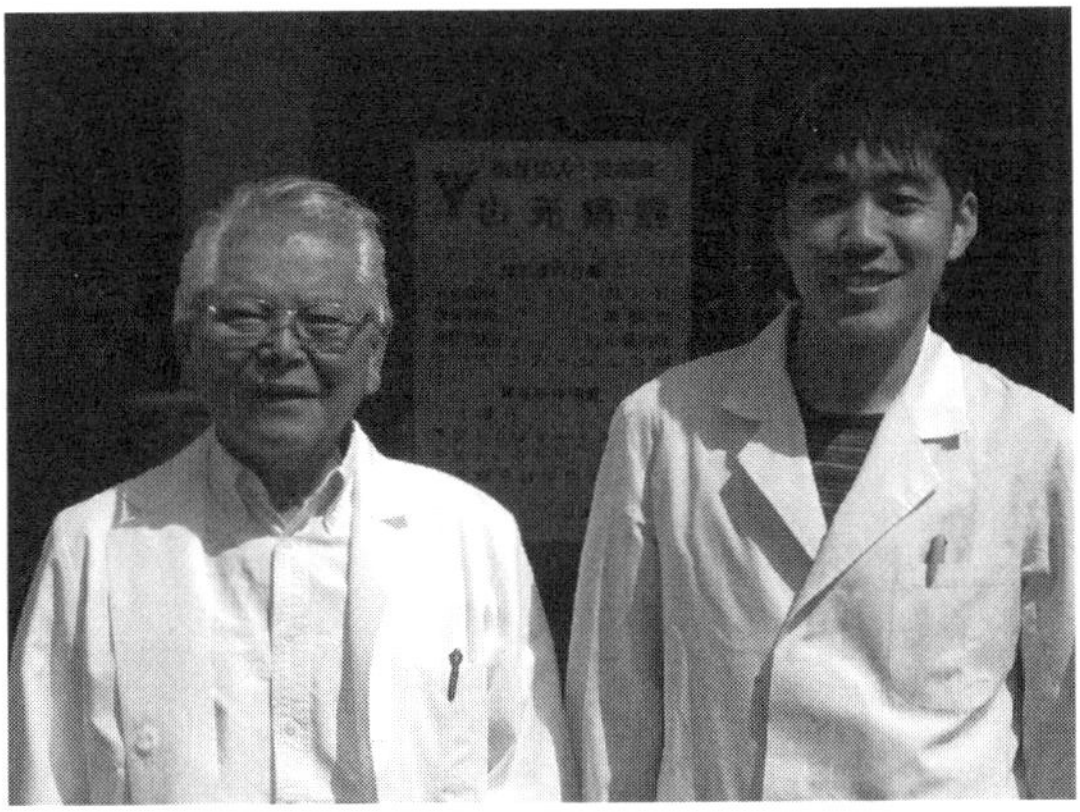

山元病院勤務中、恩師山元敏勝先生と。

慢性疼痛・脳神経疾患からの回復——YNSA山元式新頭鍼療法入門／目次

III章 YNSA技術解説［初級編］

Ⅳ章 YNSA技術解説［中級編］

Ⅴ章 YNSA技術解説［上級編］

Ⅵ章 ＹＮＳＡ治療効果

Ⅶ章 ＹＮＳＡを利用した日常健康法

Ⅰ章　YNSAの歩み［誕生から世界への普及］

1 YNSA（山元式新頭鍼療法）誕生の歩み

山元敏勝先生がYNSAを初めて発表したのが一九七三年、第二十五回日本鍼灸良導絡自律神経学会でした。

これは一九六〇年代後半に中国で開発された中国式頭鍼療法とはまったく異なるものであったため「新」の文字を冠に付けることで区別しました。

このYNSAはほんの偶然から誕生したものです。

山元敏勝先生は日本医科大学卒業後、アメリカ、ドイツに留学し、西洋医学を学び、日本の宮崎県日南市へ戻ってこられました。

この地域は昔ながらに農業従事者が多く、体のあちこちに痛みを訴えて外来受診される方が大半でした。

そのような患者さんを前にし、「この痛みから解放してあげたい」という先生の思いがスタートでした。

当初、疼痛緩和を主眼に、神経ブロック、局所の鎮痛薬注射を行っていました。その際、偶然、ある点に局所注射を行った際、まったく関係のない痛みまで取れるということを経験し、そこから、「これはいわゆる経絡と関係があるのではないか？」と考え、研究が始まりました。

その後、先生は、一つ一つの点を、患者さんの助けを借りながら発見し、施行を繰り返して「ＹＮＳＡ」を完成させたのです。


ＹＮＳＡの詳細は後ほど説明しますが、これだけの仕事を、短期間に、お一人で、しかも、山元敏勝先生にしかできない「神の技」としてではなく、たくさんの医師たちに伝えられるようにシステム化したことは「奇跡」としかいいようがないと思います。

2　日本でのＹＮＳＡの普及状況

欧米諸国では、すでに十年以上前より鍼治療を医療として認めていますが、残念ながら、日本ではまだその域に達していません。

当初、山元先生は日本での普及を考えていました。

しかし、日本の医師は、

「あー、鍼でしょう、そんなの、医師の技術じゃないよね」

といった感じで、見向きもしなかったのです。

また実際効果を見ても、

「そういうこともあるかもしれませんけど、やはり医療とはいえないですよね」

と、目の前で起こることさえ否定するといった状態でした。

そのほか、当事の医師会からの反発も大きかったようです。


なぜこれほどまでに日本で普及しないのでしょうか?

まず日本は、明治になって「西洋に追いつけ、追い越せ」と、「富国強兵」を旗印に日本古来のものを徹底的に排除しました。医療界もその流れを受け、西洋医学以外は医療として認めず、漢方などすべて否定されました。

その後、第二次世界大戦の敗戦を経てその流れはさらに加速し、日本医療が徹底的に「アメリカ式西洋医学追従志向」となっていったのです。


その悲しい実例として漢方薬のお話をします。

現在、漢方薬は保険でも認められ、皆さんにとっても身近なものになっていると思います。

漢方の処方においては「日本漢方」が江戸時代に確立されました。また現在日本でも日本漢方の名医と呼ばれる先生方、そして日本漢方を勉強されている先生方もたくさんいます。

しかし、現在の西洋医学一辺倒の医師たちはそのような先生には目を向けず、漢方薬さえ「アメリカ追従」なのです。

例えばですが、「大建中湯」という漢方薬があります。

これは、アメリカで臨床実験が行われており、数年前、そのアメリカから「大建中湯という漢方が、イレウス（腸閉塞）予防に効果がある」という報告がありました。

その後、腹部手術後、イレウス予防に外科の先生たちが、判を押したように「大建中湯」を処方し、現在でもその流れは続いています。

しかし大建中湯は、本来イレウス予防の薬ではありません。

というのは、大建中湯は今から二千年以上前に作られた『金匱要略』という書物が原典となっているのですが、このように書かれています。

「心胸中、大寒痛し、嘔して飲食する能わず、腹中冷え、上衝し、皮起こり、出で現れ、頭足ありて上下し、痛んで触れ近づくべからず」

方意としては脾胃の虚証と寒証、つまり、激しい消化管の機能低下のため消化吸収能力が低下し、内容物の通過に支障をきたしたものに大建中湯は使用されます。

つまり「脾胃（消化器官全般）の虚証、脾胃の気滞（お腹の張る感じ）、寒証（冷え）、虚証（虚弱）」があるなら腸疝痛、腸閉塞、慢性腸狭窄、慢性胃腸炎、内臓下垂などの消化器症状のほかに、不眠症、冷え症などにも使われるのです。さらに噛み砕けば、「体力、消化器が弱い人で冷え症であり、蠕動亢進や腹部全体が膨満しているもの」といったところでしょうか。

このように大建中湯は「腸閉塞」に使うわけではなく、あくまでも「脾胃の虚証、脾胃の気滞、寒証、虚証」に使用するのです。この条件があってなら大建中湯は腸閉塞の予防効果を発揮するかもしれません。

大建中湯に入っている生薬はすべて冷えを改善させるための「温、熱薬」であるため、これを逆に熱証（熱がり）の人にイレウス予防として使いますと、体に熱がこもり、かえって調子が悪くなる方も多いのです。

つまり漢方薬は「腸閉塞」という病名で使うのではなく、「証＝その人が持つ性質〈少し難しくなりますが、寒熱、虚実、陰陽、表裏など〉」を考慮して選択するのです。

前記のように、漢方薬さえ、歴史も知識もないアメリカ発のデータで使用するのですから、悲しくてなりません。

3　なぜ海外では一万人以上の医師がＹＮＳＡを実践するのか

しかし、ドイツなど海外では、目の前で動かなかった手が、足が動くようになるのですから、その感動は、私が初めてこの治療を見た時の驚きと同様であったと思います。そしてそれを見れば、

「ぜひ、その技術を教えてください」

と、医師として、というより人として、当然の反応を示したのです。

また、このＹＮＳＡには、誰が行っても同じようにできるという非常に確立されたシステムがあります。よって人に教えやすく、学びやすいということがあり、あっという間に全世界に普及していったのです。

二〇一一年現在、世界中で一万人以上の医師がＹＮＳＡを実践してい

ます。把握している範囲ですが、下記に各国普及状況を示します。

①ブラジル

現在、世界で最もＹＮＳＡが盛んな国の一つがブラジルです。なぜならブラジルでは、ＹＮＳＡは国が認めた唯一の鍼治療であり、医師のみが医療保険で治療を行うことができるからです。

なぜ、ブラジルではＹＮＳＡが保険の適用を受ける地位を得るまでになったのでしょうか?

実はブラジルの前大統領がＹＮＳＡによって手術を回避できたからです。

前大統領が初当選の年、選挙運動による握手、手を振るなどの行為により、腕が挙がらなくなりました。さまざまな病院を廻った結果、手術しかないと診断されたそうです。

しかし、政治家にとって、健康問題はタブーです。しかも、大統領が当選すぐに入院・手術となると、マイナスイメージを持たれるのは免れません。また、非常に忙しい中、ゆっくり入院する時間も確保できませんでした。そこで、手術をしなくてよい方法はないかと探し始めた時、当時ＹＮＳＡを行っていたブラジル人医師が指名され、ＹＮＳＡのみで腕を治してしまったのです。これに感動した大統領の後ろ盾もありYNSAは国の医療として認められました。

その後サンパウロに山元クリニックが国の援助により設立され、貧しい人たちのために無償で治療を行う施設となっています。

実は、この大統領の決断は、ブラジルに大きな恩恵をもたらしました。なんとYNSAの普及に伴い、医療費が一一パーセントも削減したことが分かったのです。

よって、ブラジルでは、現在、医療費抑制の切り札として、ブラジル全域にYNSAを普及させる努力がなされています。

このように国を挙げてYNSAに取り組んでいるブラジルですから、YNSAに対する国家的情熱はすさまじく、二〇〇七年以降、毎年のように山元敏勝先生はブラジル政府、医師会から招待され、数日間にわたり講演・実技指導を行っています。その参加者は毎年増え続け、二〇一〇年にはブラジルの医師だけでなく、世界各国から一〇〇〇人以上が集まり、満員で講演会場に入りきれない医師もいたとのことです。

②その他の国

ドイツをはじめヨーロッパの国々は、自然療法をとても大切にしています。なんとエジプト時代以来、四千年もの自然療法の伝統を受け継ぎ大切にしているのです。

特にドイツでは、医学生は薬草の授業が必須であり、医師国家試験にも問題として出ます。また、医師免許更新時にも薬草のレクチャーを受ける必要があるのです。ドイツ人医師の二割は、補完医療（西洋医学以外の治療）を行っており、その割合は年々増加し、一パーセントもいない日本の現状と比べると桁違いです。

そのような「世界一の統合医療国の一つ」ドイツにて、いわゆる中国式鍼灸を学んだ人がさらに何十時間かの講習を受けて、試験を受け、それに合格した医師のみＹＮＳＡを「保険診療」として行うことができます。

なぜ、これほどまでにＹＮＳＡがドイツで受け入れられているのでしょうか？

まず、山元先生がドイツ留学の経験がありドイツ語に堪能であること、そして人脈があったことが挙げられます。さらに、補完医療に対する意識の高いドイツの医師は早くからその治療効果の高さを認め、非常にスムーズにＹＮＳＡを受け入れました。そして数々の研究発表がなされたこと、さらに学会が作られ、非常に多くの医師がこの治療を学ぼうとしたこと、そしてその実績が国を動かし、「保険診療」という地位を得たことなどが考えられます。

そうしたドイツの医師たちの力で、ＹＮＳＡの西洋医学的な臨床的エビデンス（効果があるという証拠のこと）が確立され、「保険診療」として許可を得ることとなったのです。

また、ＹＮＳＡは世界一の大国、アメリカの補完代替医療の中でも大きく注目されているのです。

アメリカは非常に補完代替医療が盛んです。一九九二年、アメリカ政府による補完代替医療の研究がスタートし、この年の研究費は二億円でしたが、現在では数百億円にまで上昇しています。

補完代替医療の分野でも先進的な動きをしているアメリカの、その中でも最も権威のあるハーバード大学・大学院は、ヨーロッパでのＹＮＳＡの噂を聞きつけ、二〇〇七年五月、山元先生にＹＮＳＡの講演と指導を依頼しています。日本の歴史上、ハーバードから直接招待を受けた医師が何人いるでしょうか？

同じ二〇〇七年には、エジプト政府からも招待され、講演、指導されています。到着時空港には長いリムジンのお迎えがあり、ウェルカムパーティーでは、医師会長から大臣クラスの方まで挨拶に来られたそうです。

オーストラリアでもＹＮＳＡの研究会ができ、ＹＮＳＡが広がりつつあります。

先日私のクリニックに来られたオーストラリアの方は、オーストラリアで実際ＹＮＳＡを施行されているとのことです。今回、日本への長期出張中に、日本でもＹＮＳＡを行いたいということで、私の所に来られました。話を伺ったところ、オーストラリアではＹＮＳＡのクリニックは患者さんでいっぱいで、予約は三カ月待ちだそうです。

また、シドニー大学では二〇〇九年よりＹＮＳＡが医学生の授業に取り入れられるようになっています。

そのほか、チャウシェスク政権下にルーマニアの医師にどうしてもと請われ、ＹＮＳＡの指導に行かれています。この際、厳戒監視下であったため、食事からホテルの部屋まで政府関係のガードが付いたそうです。

Key Point

YNSA が世界で認められる理由①

❖ 欧米ではもともと自然療法を大切にする素地があった

❖ 欧米では補完代替医療に対する意識が高い

❖ YNSA の西洋医学的なエビデンス（効果があるという証拠）が豊富

❖ ドイツ・ブラジルでは保険診療である

なおこれ以上の詳細は割愛しますが、これまでの十数年で南極以外の世界六大陸すべてに招かれ、講演を行い、さまざまな国で学会、研究会が発足されています。

わが国でもＹＮＳＡが欧米なみに認められれば、医療費節約のみでなく、未病を防ぎ、大きな恩恵となるはずです。

安価であること、習慣性がないこと、副作用がないこと、さらに簡便に行えることを考えればＹＮＳＡは日本の医療界を救う起爆剤になりえると考えています。

4　理想とされる鍼治療

さて、理想とされる鍼治療を考えると以下の五点になると思います。

①ツボが多くないこと
②ツボに対する効能がわかりやすいこと
③ツボを発見しやすいこと

Key Point　YNSA が世界で認められる理由②

❖ 安価である　❖ 安全である
❖ 簡便に行える　❖ 習慣性がない
❖ 副作用がない
❖ 他のあらゆる治療法と併用可能

④基本的に誰が行っても同じ治療法であること。つまり一定のルールがあり、教えやすく、また学びやすいこと
⑤そして当然ですが「患者さんが治ること」

それを基本的に可能にしたのが「YNSA：山元式新頭鍼療法」なのです。ではYNSAがどうしてこの五点をクリアできるのか、それについてお話したいと思います。

①YNSAのツボは非常に少ない

YNSAのツボの数は、運動器疾患に主に用いられる基本点九、目、耳、鼻、口のいわゆる感覚点四、胃、大腸など内臓点十二、大脳、小脳、脳幹の脳点三、脳神経点十二、これが基本となるため、全部足しても四〇個です。これは経絡治療のツボ三六一個と比較すると非常に少ないため、とても簡単に覚えることができます。

②ツボの効能も非常にわかりやすい

運動器疾患に主に使われる基本点九はAからIまでアルファベットで分けられています。A点は頭部、頚椎、肩、B点は頚椎、肩、肩関節、

肩甲関節と徐々に身体の下に効果を持つツボが規則正しく示されており、ツボの役割が明確です。そのほか、感覚点はずばり、目点は目の疾患ですし、大脳点は大脳の疾患であるなど、ツボの効能が非常にシンプルでわかりやすいことが理解できるでしょう。

③ツボを発見しやすい……かな？

正直、これは簡単にイエスとはいえません。というのは、ツボは規則正しく並んでおり、学習はしやすいのですが、ツボそのものの大きさは数ミリメートル程度、五ミリメートルを超えることはめったにないため、ツボの同定を簡単とはいえません。やはり経験が必要となってきます。

私自身、山元先生の元で修行させていただいて、ひどい腰の痛みで車椅子により来院された方が、ＹＮＳＡ試行後、立って帰られるというところまで技術アップするのに正直二年以上かかりました。これに脳神経障害（脳梗塞など）などの神経疾患改善となりますと、さらなる精進が必要でしょう。

ただ、ちょっとした肩こりや腰痛であれば、少しトレーニングを積めば改善はそれほど困難ではなくできると思います。

なんといっても、世界中で、一万人の医師がこのＹＮＳＡを行っているのです。これを考えれば、世界一の技術力を持つほど手先の器用なわれわれ日本人が、できないはずはありません。

④基本的に誰が行っても同じ治療法

技術に差があることは事実です。

実際、山元敏勝先生の技術は、約三年間、毎日見ていても見飽きることがないくらいすごいです。例えば脳梗塞でまったく動かない片麻痺の患者さんの手、足が、その場ですっと上がる、言語障害がある人が、数本の鍼でしっかりと発語し始めるのですから驚嘆するしかありません。

ただ、その治療の過程は私も山元先生も基本的に同じです。

それは、私が弟子だからというわけではなく、ＹＮＳＡの治療においては基本的にルールが決まっており、山元先生も私もそのルールに則って行うからです。

よって、ＹＮＳＡを受ける限り、日本でも、エジプトでも、ブラジルでも大きな差はなく、みな同じプロセスで治癒へ導かれていきます。

余談になりますが、西洋医学の先生が、鍼治療を含め東洋医学を見たとき、最も受け入れにくい理由の一つに、治療ルールの曖昧さが挙げられると思います。

例えば、経絡治療では「なぜこの経穴を使うのか」において、どうしても「長年の経験」とか、「先人の教え」とか、「感覚で」とか曖昧な表現が多くなってしまいます。

確かに、東洋医学にどうしても曖昧な部分があるのはさけられません。なぜなら、治療を行っていくにあたり「気、血、水」「陰、陽」など、どうしても科学では証明できないものが存在するため、説明そのものが曖昧にならざるをえないのです。

しかしＹＮＳＡそのものの手技は「鍼」という東洋医学の道具を用いていますが、その治療において「曖昧さ」はありませんし、治療方法にルールがあります。

よって、教えやすいし、学びやすい、そしてこれが欧米を含め世界各国でＹＮＳＡが認められている理由なのでしょう。だからこそ、ＹＮＳＡは日本の医師にも十分受け入れられると思っています。

⑤ＹＮＳＡの驚異的な治癒力［脳卒中治療を例に］

私自身、このＹＮＳＡのすごさ、そして山元敏勝先生の人間性には一

Key Point　YNSAが世界で認められる理由③

❖ ツボが多くない

❖ ツボに対する効能がわかりやすい

❖ 東洋医学的な治療ルールの曖昧さがない（学びやすく、教えやすい）
治療方法にルールあるため、誰が施術しても同じ治療効果が得られる

❖ すべての痛みに即効性の治療効果がある

❖ 特に、脳卒中などの中枢神経疾患に、驚異的な治療効果がある

目ぼれでした。

　目の前で行われる数々の治癒例は、当時、基本的に西洋医学中心であった私から見て「奇跡」と呼んでも言い過ぎではないものでした。

　その中でもＹＮＳＡを特に光り輝かせるのは、なんといっても中枢神経疾患、特に、現在日本を含め世界中の大きな問題になっている脳卒中治療における驚異的な治療効果です。

　例えば山元敏勝先生が発表されている脳卒中に対するＹＮＳＡの治療効果を見てみましょう。

　これによると発症三〇日以内では、
　　著明改善：五五パーセント
　　やや改善：三一パーセント
　　改善なし：一四パーセント
　六カ月以内では、
　　著明改善：四三パーセント
　　やや改善：三八パーセント
　　改善なし：一九パーセント
　一年以上たっていても、

脳卒中に対する YNSA の治療効果

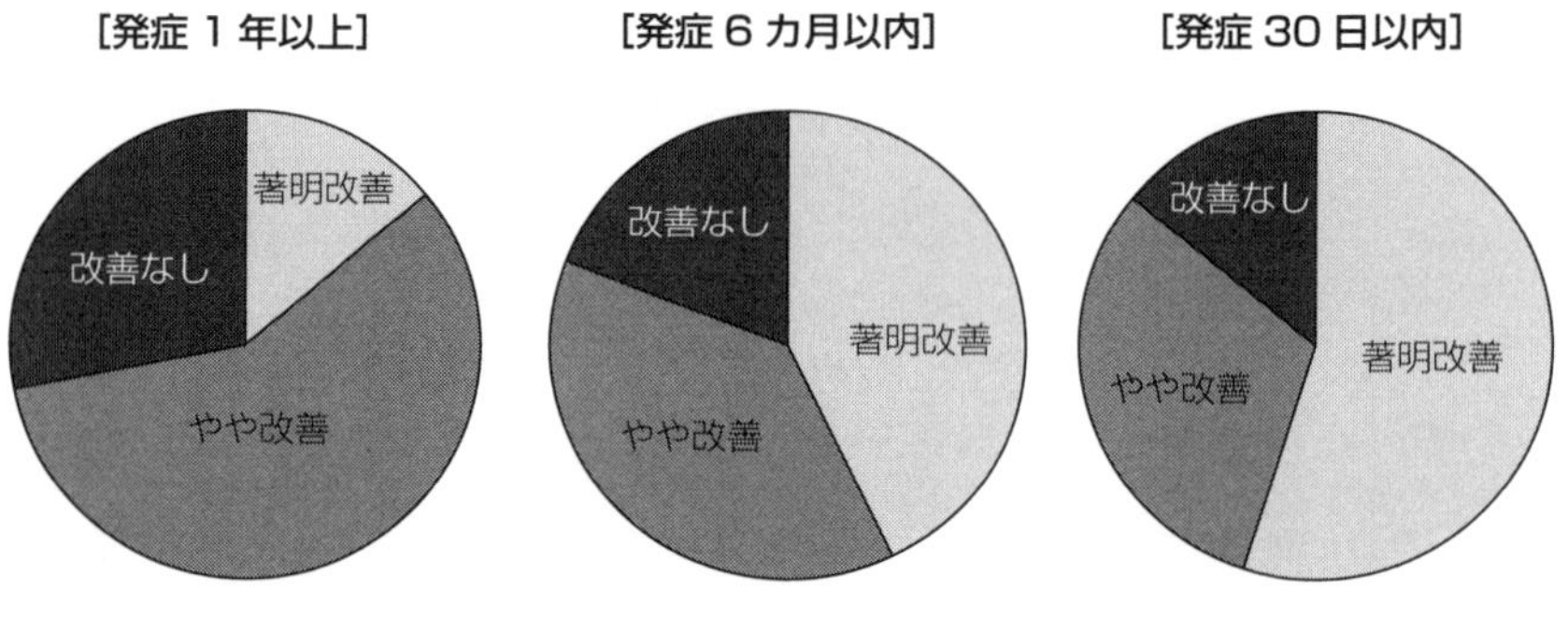

著明改善：一四パーセント
やや改善：五八パーセント
改善なし：二八パーセント

以上のように、大きな効果を上げています。これは現在リハビリしか治療法がない脳卒中治療の現状において大きな希望であると思います。

次に実際に当院に通われている患者さんを例にみてみましょう。

下の写真にあるのは七〇代の女性で、数年前脳梗塞発症、その後左麻痺が見られた患者さんです。写真で示したように、脳梗塞の後遺症で麻痺のある左腕は、治療前はほとんど挙がっていません。それがＹＮＳＡ施行後、一度の治療で肘が肩まで挙がるようになりました。これまでのリハビリでは全く効果が実感できなかったので、腕が突然挙がったのには驚くと同時に非常に喜んでいただきました。以後、介護タクシーで一時間近く離れた距離から定期的に通院してくださっています。

四回目の治療にてさらに手の上昇は改善しています。そして一〇回目の後には、わかりにくいですが、右肘が肩を超えて挙がるようになっています。

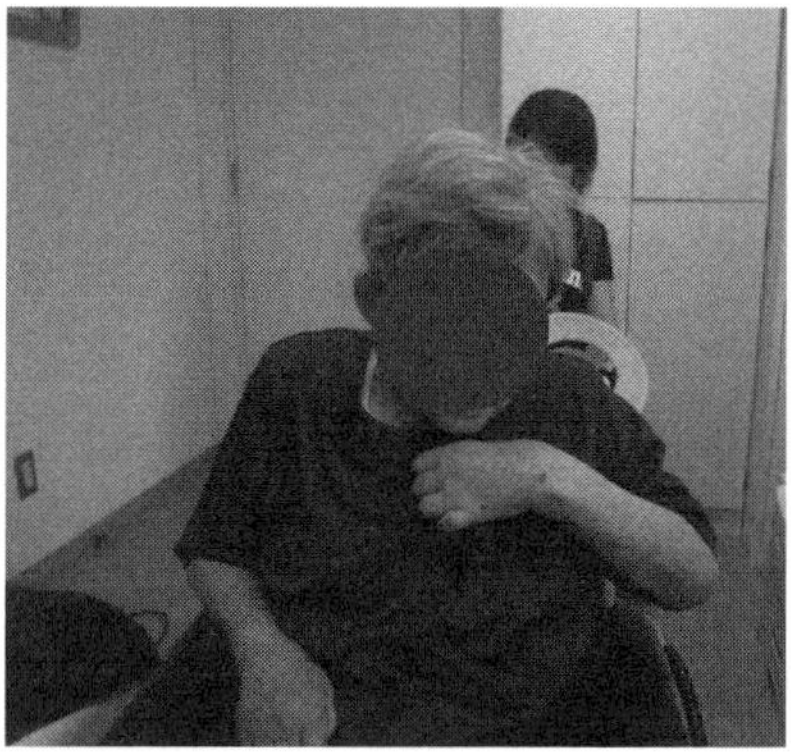
治療前

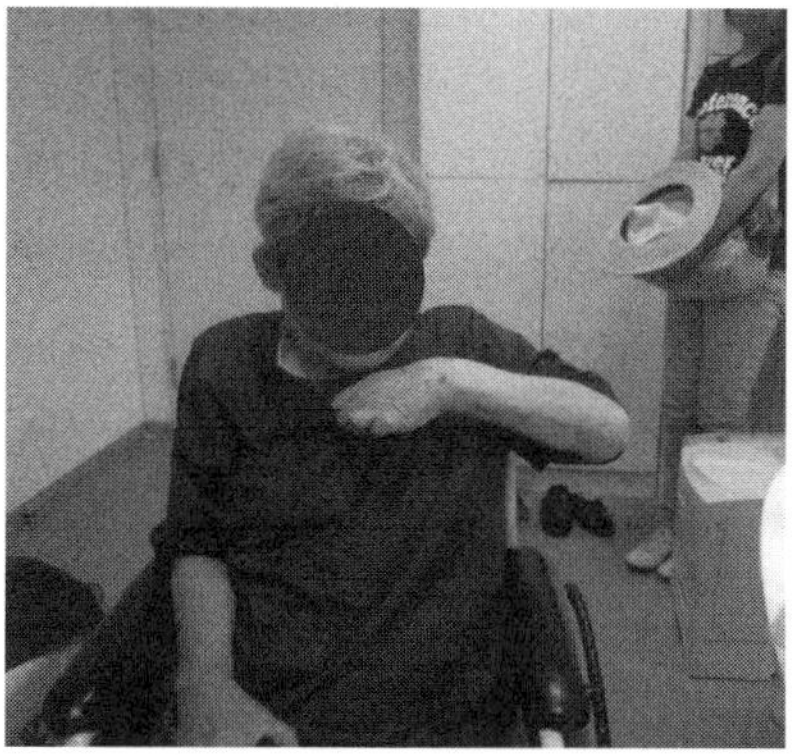
治療直後

また足の写真はありませんが、麻痺のある左足は、当初膝は床から六三センチメートル、つま先は三九センチメートルしか挙がりませんでした。しかし、現在は装具を付けた状態では、膝は八四センチメートル、つま先はなんと七一センチメートルまで挙がるようになっています。

歩けるようになるかといえば、入所中で、週に三回、一回数十分のリハビリしか行なえないなか、困難かもしれませんが、手、足ともに今後さらなる機能改善は期待できると思っています。

このように、YNSAは脳神経疾患に対しても、大きな期待が持てる治療法なのです。

この技術を日本人にお返しするのは、私の医師としての最低限の義務ではないかとさえ思うのです。

この技術が日本の医師に広まることを心より願っております。

ではこれから、いよいよYNSAの治療解説を行いたいと思います。初級、中級、上級と大きく三段階にわけ、解説します。

ただし、今回はYNSAの紹介的要素が強いため、セミナーなどどうしても実践において、手技を行いながら解説しなければならないもの

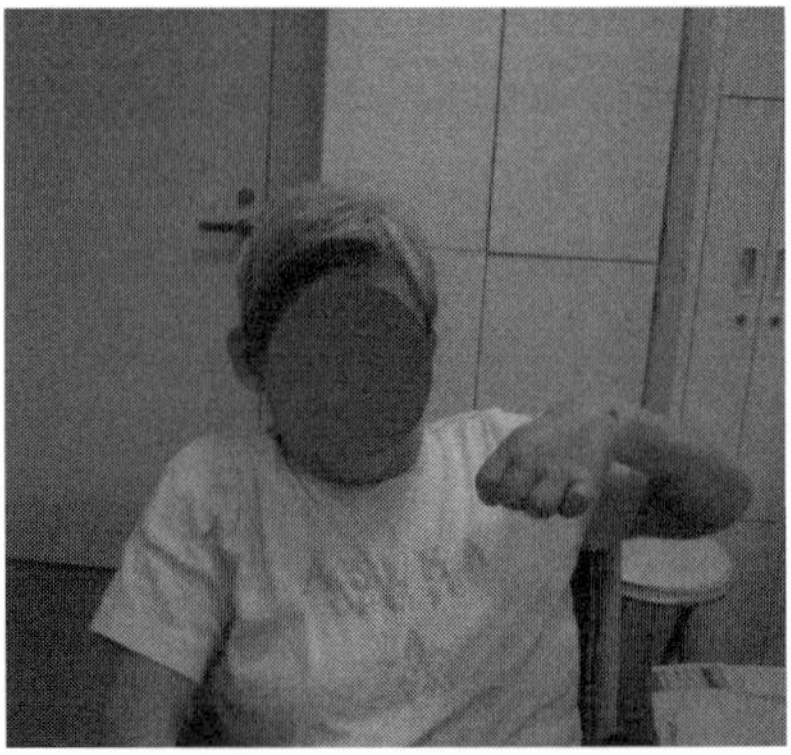
治療四回目

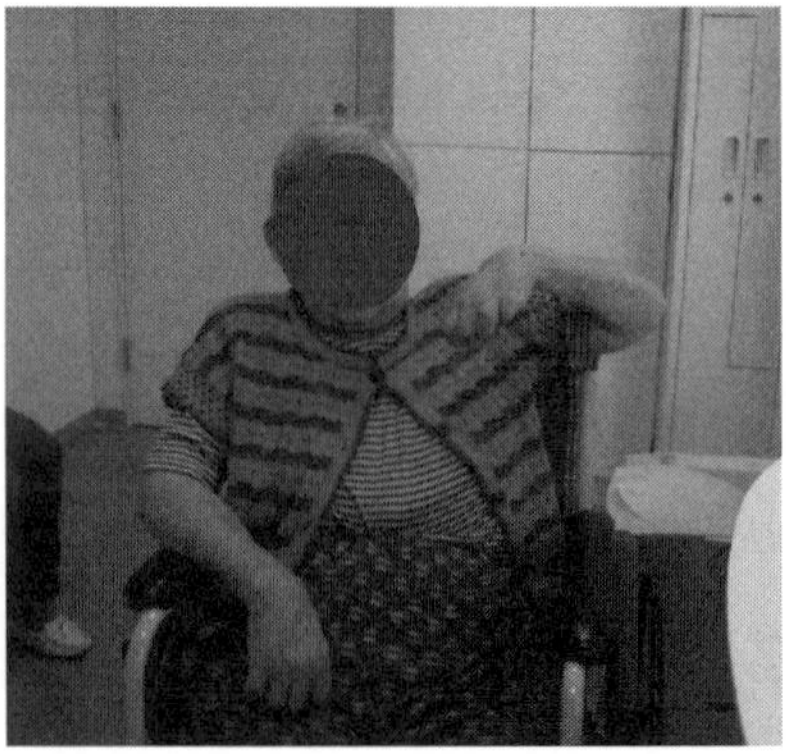
治療一〇回目

や、特殊な場合を除き通常の治療ではほとんど使用しないツボは割愛させていただきます。

医療従事者の治療実践における解説書は、『山元式新頭針療法　YNSA　改訂二版』（山元敏勝・山元ヘレン著、メディカルトリビューン、二〇一〇年）として発売されていますので、詳細はそちらをご覧ください。

Ⅱ章　YNSA 技術解説［総論］

ＹＮＳＡは大きく七つのグループに分けられます。

そのうち、初級編には三つのグループがあります。

1　九基本点

Ａ～Ｉ点

頭部、頚椎、肩、上肢、腰椎、下肢などの痛み、感覚障害など、これらは運動機能、運動器官の異常時に用いられます。

2　四感覚点

眼点、鼻点、口点、耳点

感覚器官、つまり眼、鼻、口、耳の疾患に用いられます。

ここまでの修得はそれほど困難ではありません。逆にいうとこれ以降は高度の知識と技術が必要となります。よってまず「ＹＮＳＡを始めてみよう」という先生方にはこの基本点、感覚点の学習、経験を積むことを推奨します。

3　三脳点

大脳点、小脳点および脳幹点

ここは初級編に入れましたが、技術的には中級編に近いと考えます。というのは非常に狭い範囲にこの三点が存在し、一本の刺鍼のみでは脳の問題は解決しないことが多いため、より正確な穿刺を求められる所だからです。

中級編、上級編で解説する首診および腹診を併用することで、より的確に場所を決定する方がよいと思いますが、基本的な場所をこの初級編で解説します。この点を上手く見つけられれば、脳梗塞などで片麻痺があっても、その場で可動域が広がる、奇跡的な場面に遭遇することができるようになります。そしてこの技術が一般的になれば、現在リハビリ以外に治療方法がない脳神経疾患に対し、「第二のアプローチ」として、ＹＮＳＡで可動域を広げてから、リハビリを行うことで、改善効果は何倍にもなる可能性を秘めているのです。

もしYNSAをリハビリ専門医を含め、脳神経疾患にかかわる医師が行うことができれば、多くの患者さんにとって計り知れないほどの恩恵となるのではと考えています。

次いで、中級編には以下の二つのグループがあります。

4　十二内臓点

内臓器官に対応、またそれぞれ十二経絡にも対応。

5　十二脳神経・十二内臓点

十二神経（嗅神経、視神経、動眼神経など十二の脳神経）と対応。またそれぞれが十二内臓点と合致。

この4で用いられる十二内臓点は内臓疾患および経絡ともかかわりを持ちます。また5は十二脳神経（第一脳神経の嗅神経から第十二脳神経の舌下神経）の治療および、4の十二内臓点ともかかわりを持ちます。その理解には西洋医学的知識と、東洋医学の知識が必要になります。これに加え内臓点への治療を効果的かつ正確に行うために、「首診」という技術を施行します（実は基本点の決定においても首診を使用することで、さらに高い効果を得ることができます。詳細は後ほど説明します）。これがＹＮＳＡの治療効果を飛躍的に上昇させ、またＹＮＳＡがドイツ、ブラジルなどで、ほかの鍼治療と治療効果に差をつけ、「保険診療の地位」を得ることができた最も大切な技術であるのです。しかし、これは本の解説だけでは難しいです。私は数ミリメートルのツボを見つけるより、この「首診」をマスターする方が困難でした。また山元美智子先生（山元敏勝先生の娘さん）や、ほかの外国の先生方も同様のことをおっしゃっていました。

よってこの4以降の技術は、あせらずセミナーなどで経験されることをお薦めします。

最後に、上級編として、二つのグループがあります。

6　首診

前述したように、これが技術的に難しいので上級としましたが、中級とセットで使用するもののため「中級をマスターして上級」ではなく、「中級、上級はセットで行っていく」というのがＹＮＳＡの基本となります。なお今回、首診と同じ技術である腹診は現在多用しないため、詳細な説明は割愛し、簡単な解説のみとさせていただきます。

7　そのほかの補足点

前記1～6で解決しないときに、さらに治療効果をアップさせるために刺鍼される場所です。

このように、ＹＮＳＡは大きく七つのグループで構成されており、次の章からその一つ、一つを解説していきます。

8　治療風景【症例：挙上障害】

ただ、解説に入る前に、ＹＮＳＡの実際の治療風景がイメージできますと、今後の学習意欲の助けになると考えますので、私が実際治療を行ったある患者さんの治療の一シーンを再現したいと思います。

患者Ａ：七八歳　男性

主訴：右肩の痛みに伴う挙上障害

経過：三カ月前、トラックの荷台から落ちてきた荷物を無理やり支えてから、右肩の痛みがひどく、挙がらなくなった。近医整形でレントゲンを含めた検査は異常なく、痛み止めの注射、内服薬、物理療法などを行ってきたが改善がないため、当院来院となった。

治療経過

①どちらから治療を開始するかの決定

主訴は右であるが、実は左側に何らかの異常があり、それが右に障害を及ぼしている場合もあります（西洋医学の先生にはご理解しにくいかもしれませんが）。

よってYNSAではまず、本当に原因が右にあるのか、または実は左から治療すべきかを左右確認点（合谷のこと。親指と人差し指の付け根）により判断します（ただし、症状が横隔膜より上部の場合に限る）。

触診により痛みがひどかったり、しこりがあったりする方が異常側となります。

今回は訴えどおり右に反応が強かったので右側からの治療となります。

②治療開始

次に肩が挙がらない原因を首診にて、探していきます。これは人により、頚椎に問題がある場合、肩そのものが悪い場合、経絡のどれかの流れが悪い場合、実は腰が原因である場合などさまざま見られます。

これを発見するのが「首診」なのです。

今回、首診にて、大きく反応する部位はまず十二内臓点の「腎」

（中級編で説明しますが、どの治療においても、腎からスタートする場合が非常に多いです）、そして、「腰椎」でした。

肩の痛みなのに、腰椎に異常が出ているということに違和感を抱かれるかもしれませんが、それほど珍しいことではありません。

よって首診に従い、右の腎、腰椎に穿刺しました。

ここからがＹＮＳＡのポイントとなる点です。この刺鍼が正しくなければ、先ほど首診にて腎、腰椎の異常を示した点が改善されません。つまり、首診は「ツボの決定」のみならず「穿刺の正誤」まで決定してくれるのです。

これが、ＹＮＳＡの非常に優れた点で、いわゆる中国鍼灸では、ツボは「当たるも八卦、当たらぬも八卦」といった感があります。しかし、ＹＮＳＡは間違いを首診が教えてくれるため、首診で異常が取れていなければツボが間違えていたということになり、再度、微調整をして正しいツボに刺し直しが行えるのです。

これにより、少々の技術力のなさも、この首診による「自己チェック機能」を活用することで、飛躍的に治療効果を高めることができます。

その後、次に問題がある点を、同様に首診にて探索し、右頚椎、右三焦、基本点Cに穿刺しました。

以上のように首診、頭に刺鍼を繰り返し、すべての異常を元に戻しますと、肩の問題を含め本人の気がつかなかった体のほかのバランスの異常まで解決し、非常にすっきりとした状態になるのです。

治療後

右手肘が肩下までしか挙上できなかったのが、両方とも万歳の姿勢をとることができました。「先生、こりゃ魔法ですか?」とびっくりされ、帰宅されました。

二回目受診(一週間後)

かなり改善していますが、夜間寝返りしますと、まだ痛むとのこと。

ここからがYNSAのさらに面白いところです。同じ患者で、同じ症状ですが、一回目と二回目では治療で刺鍼を行う点が違います。これを教えてくれるのも首診なのです。

今回は右腎、右頚椎、右小腸、およびトリガーポイント（そのほかのツボ）の穿刺で改善をみました。

このことを考えるなら、ＹＮＳＡは「個人差」、また「時間差」に対しても、常に「現在最も異常のある点」を探し、またそれを解決することが可能なのです。つまり個人一人ひとりのその瞬間、その状態に対し最高の治療的パフォーマンスを行える「究極のオーダーメイド治療」となりうるのです。

以上、解説を加えながら、簡単な治療の流れを示しました。

では、総論はここまでとし、これからいよいよ各論として、実際の治療方法を述べていきます。できるだけ簡単に解説しますので、楽な気持ちで目を通してくだされば幸いです

また、臨床に携わらない一般の方も、大体のツボを理解してくだされば、その後「究極の家庭ツボ治療」をお教えしますので、わかる範囲でついてきてください。

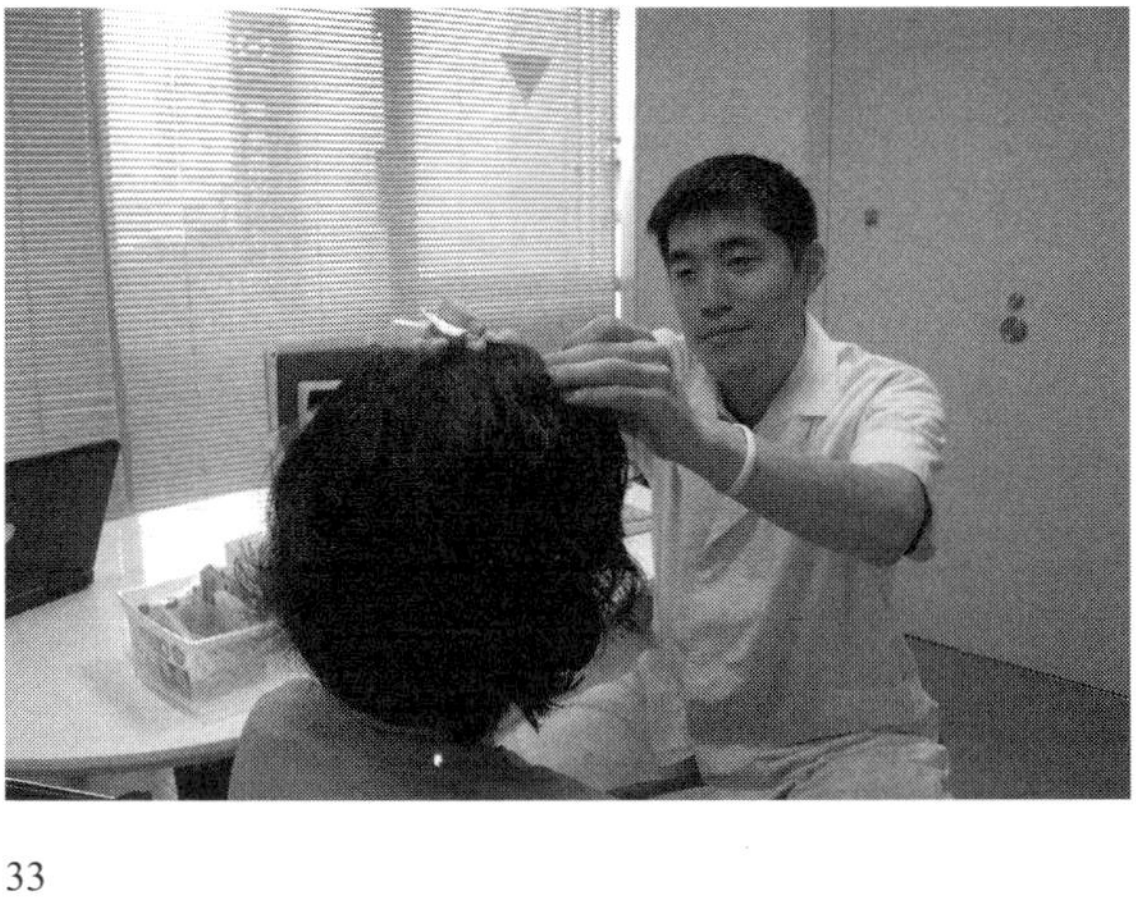

治療中の著者

Ⅲ章　YNSA 技術解説［初級編］

初級編

1　九基本点（基礎）

ＹＮＳＡはこの基本点を出発点とし、現在のように発展していきました。つまり、これがＹＮＳＡの基本であり、修得に向けてのスタートとなります。

（図１）に示すように、髪際に、基本的にこのようなポジションで、人体のシェーマが存在しているという発見が元になっています。

この基本点は主として体の動作、維持する骨格筋、神経に影響を及ぼし、運動機能不全、疼痛の治療に用いられます。さらに、近傍の内臓、特に胸部、腹腔内臓器の治療にも非常に有効な場合があります。

例えば、原因不明の腹部膨満に対し、基本点Dである腰椎に刺鍼することで、その場で症状が解決するという現象は、それほど珍しいことではありません。

ただしYNSA点の大きさが前述しましたように直径数ミリメートルと小さいため、図ではおおよその位置しか示すことができません。

よって、患者さんの症状に合わせて、必要と思われる場所近辺にて、圧痛、硬結、腫脹があるかどうか、あるいは視診にて皮膚の発赤など変化を確認し治療を行っていきます。

まずは、首診を使わない初級編であるため、痛みが軽減したかどうか、また痛みの移動がなかったかどうか確認しながら治療を行っていくことになります。

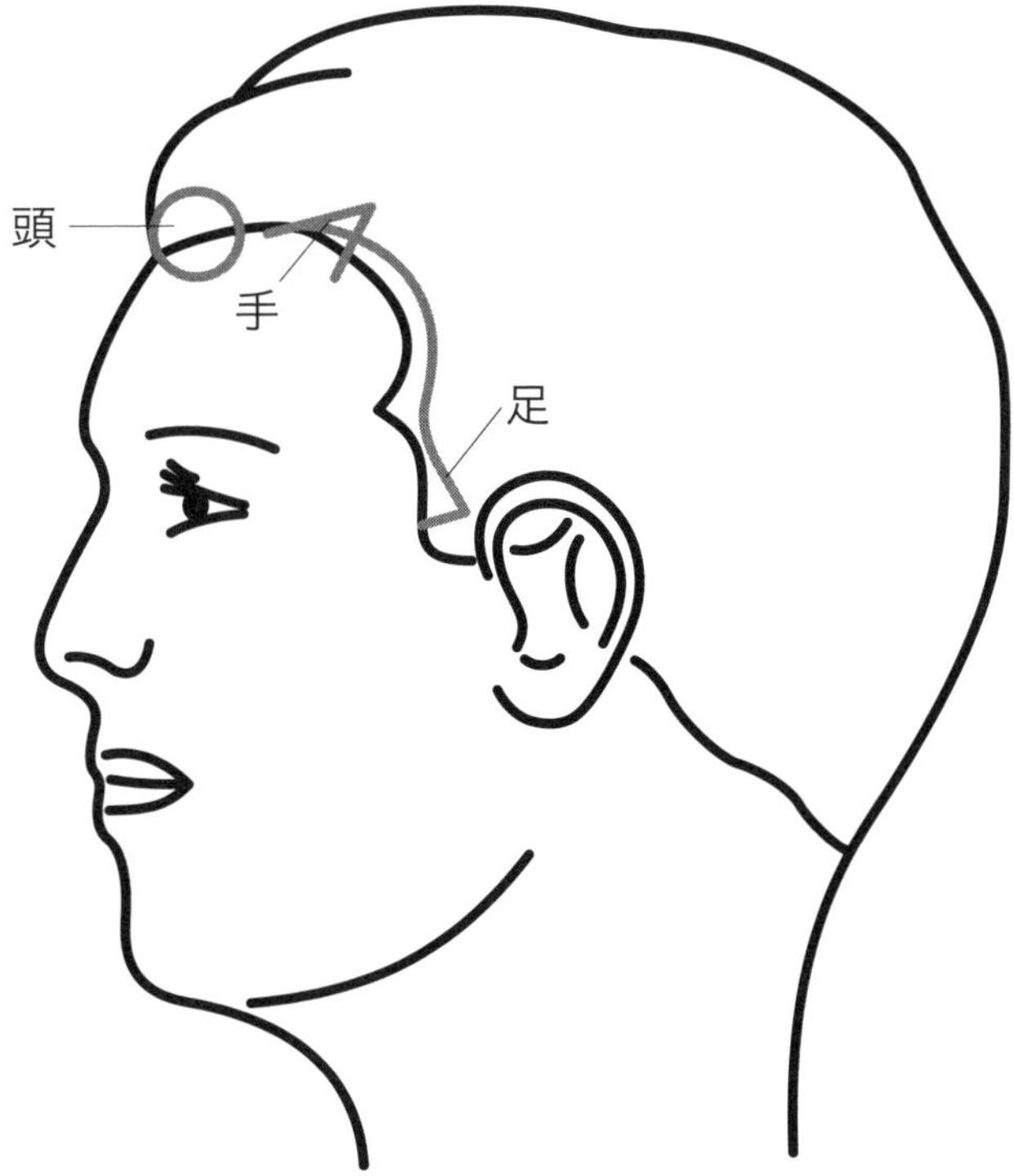

図1　人体のシェーマ

使用する鍼の数は、少なければ少ないほど良いです。わずか一本で速効、著効することもしばしば見られます（もちろん、一〇本以上必要な方も多いですが）。

とにかく、いかにツボをきちんと捉えきれるかが、当然ですが、勝負となります。

基本的対応区域は以下のように大別されます。

A点＝頭部、頚椎、肩～頻用点
B点＝頚椎、肩、肩関節、肩甲関節～頻度はそれほど高くない
C点＝肩甲関節部、肩関節、上肢～比較的多く使われる
D点＝腰椎、下肢～頻用点
E点＝胸椎、肋骨～頻用点
F点＝坐骨～比較的多く使われる
G点＝膝～頻度はそれほど高くない
H点＝膝～比較的多く使われる
I点＝上肢から下肢～効果不十分のときに使用

ＹＮＳＡ点は可能な限り図示しますが、前述のように、ＹＮＳＡ点のサイズは非常に小さいため、図では実際より大きく表示しています。また頭部の大きさ、形、髪際には個人差を考慮して行ってください（図２）。

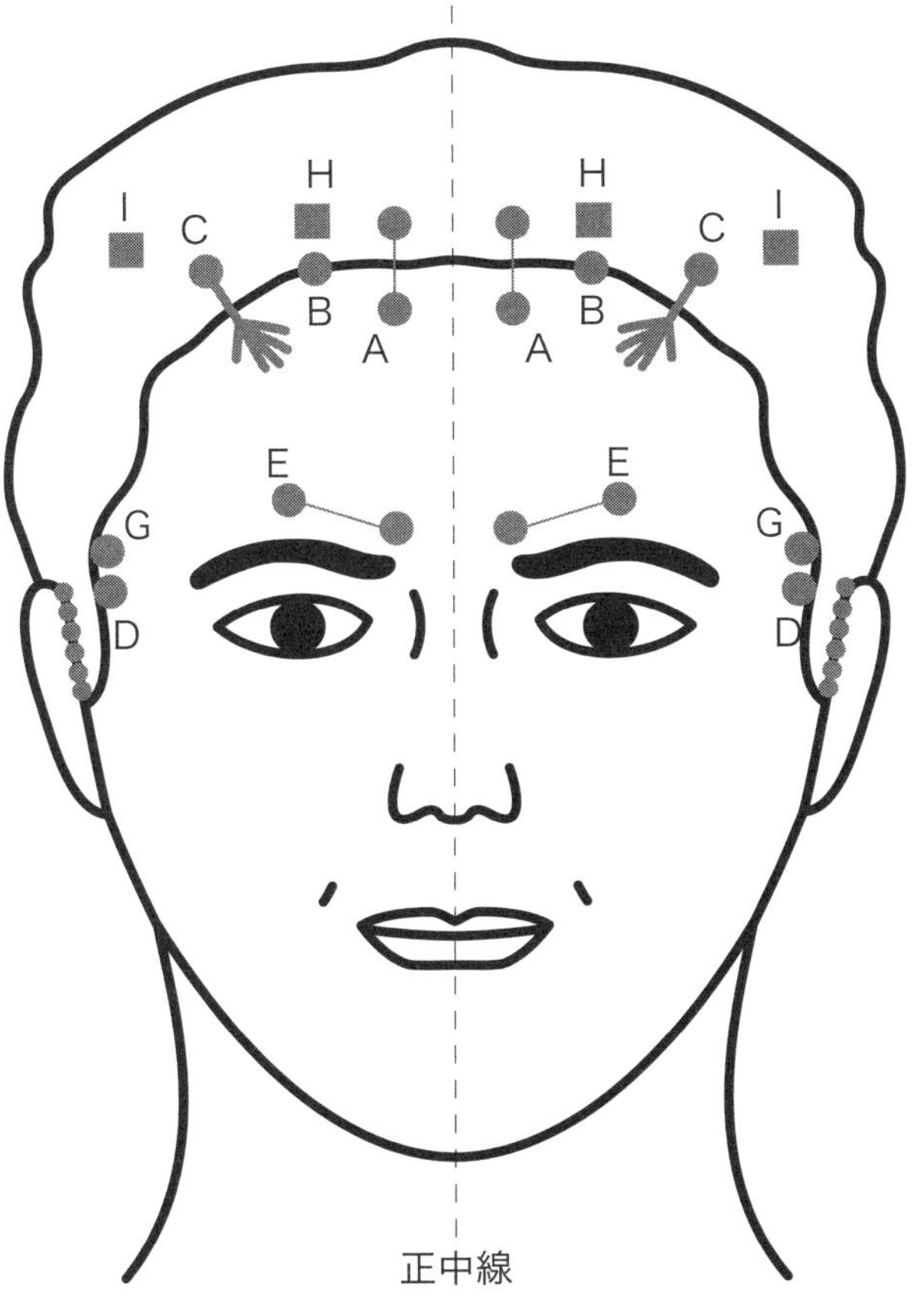

図2　YNSA基本点

2　九基本点（応用）

①基本A点＝頭部、頸椎

［適応疾患］

頸神経の神経支配を受けるすべての可逆的病態に対して有効。

［例］

・適応部位におけるあらゆる疼痛の軽減
・頭痛、片頭痛
・頸部症状（鞭打ちなど）
・めまい
・顔面の麻痺、痛みなど（顔面神経痛、麻痺、歯痛、味覚障害など）

［位置］

髪際の位置で、正中線の約一センチメートル両側。髪際上から下へ向けて約二センチメートルの距離にA1～A7が存在。A1は第一頸椎、A7は第7頸椎に対応（図3）。

②基本B点＝肩、僧帽筋

［適応疾患］
肩、僧帽筋のすべての可逆的病態に対して有効。

［例］
・適応部位におけるあらゆる疼痛の軽減（骨折後の痛みも含む）
・頚肩腕症候群

［位置］
A点より一センチメートル、つまり正中より二センチメートルの髪際に存在。ただし、現在はほぼA点（頚神経）のみで対応できており、B点を実際に使うことは少なくなっています（図3）。

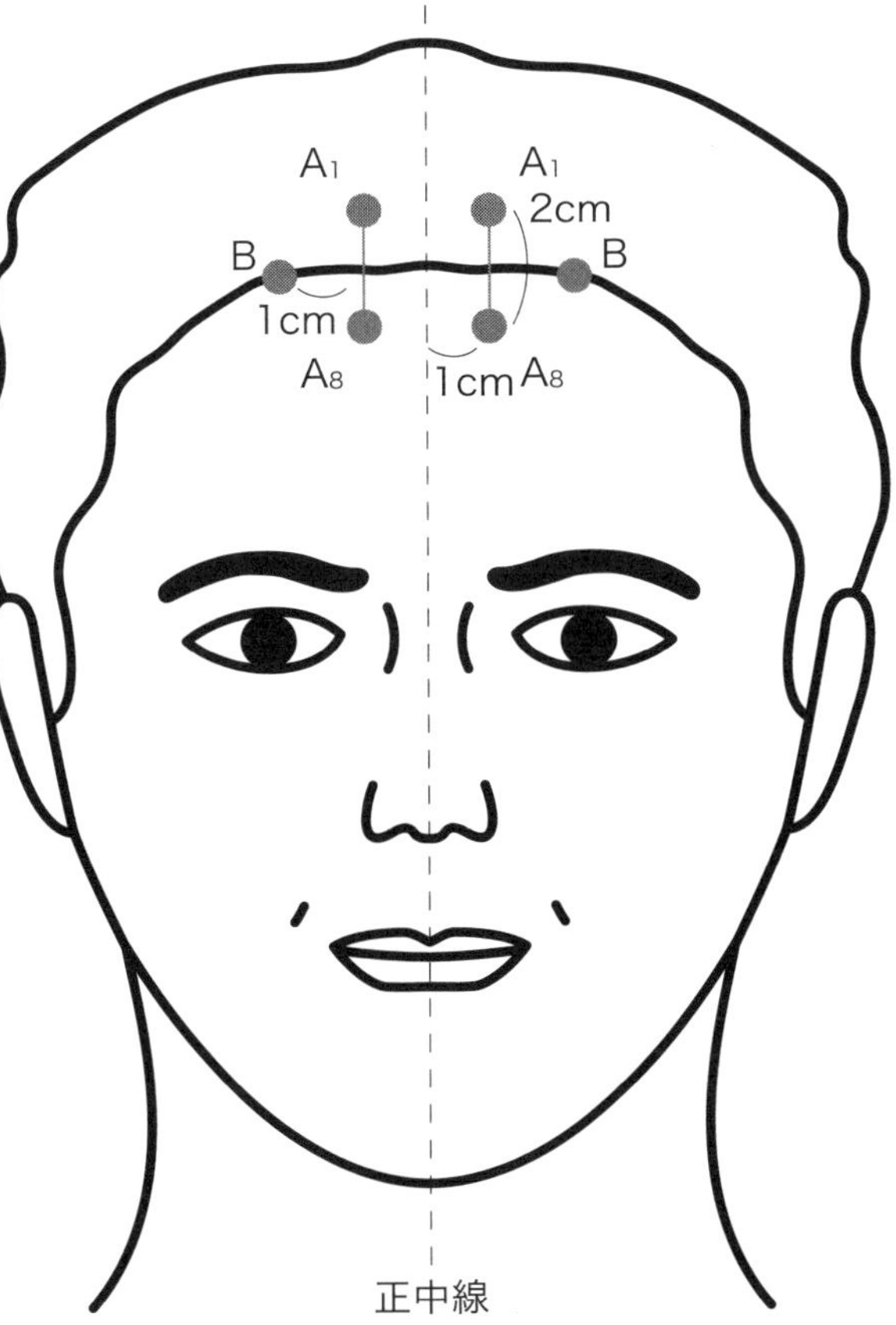

図3　基本A点、B点

③基本C点＝肩関節、上肢、指

［適応疾患］

　上肢全体に対応。

［例］

・適応部位におけるあらゆる痛み（五十肩、骨折、脱臼、リウマチ、野球肘）

・中枢神経障害（片麻痺、感覚異常、パーキンソン症候群）

・循環障害

［位置］

　B点より二・五センチメートル、つまり正中より四・五～五センチメートルの所に存在。位置は、眉毛内側をつなぎ、正中から四五度の線を引いて髪際と交わる所を肘と考え、その前後一センチメートル（計二センチメートル）

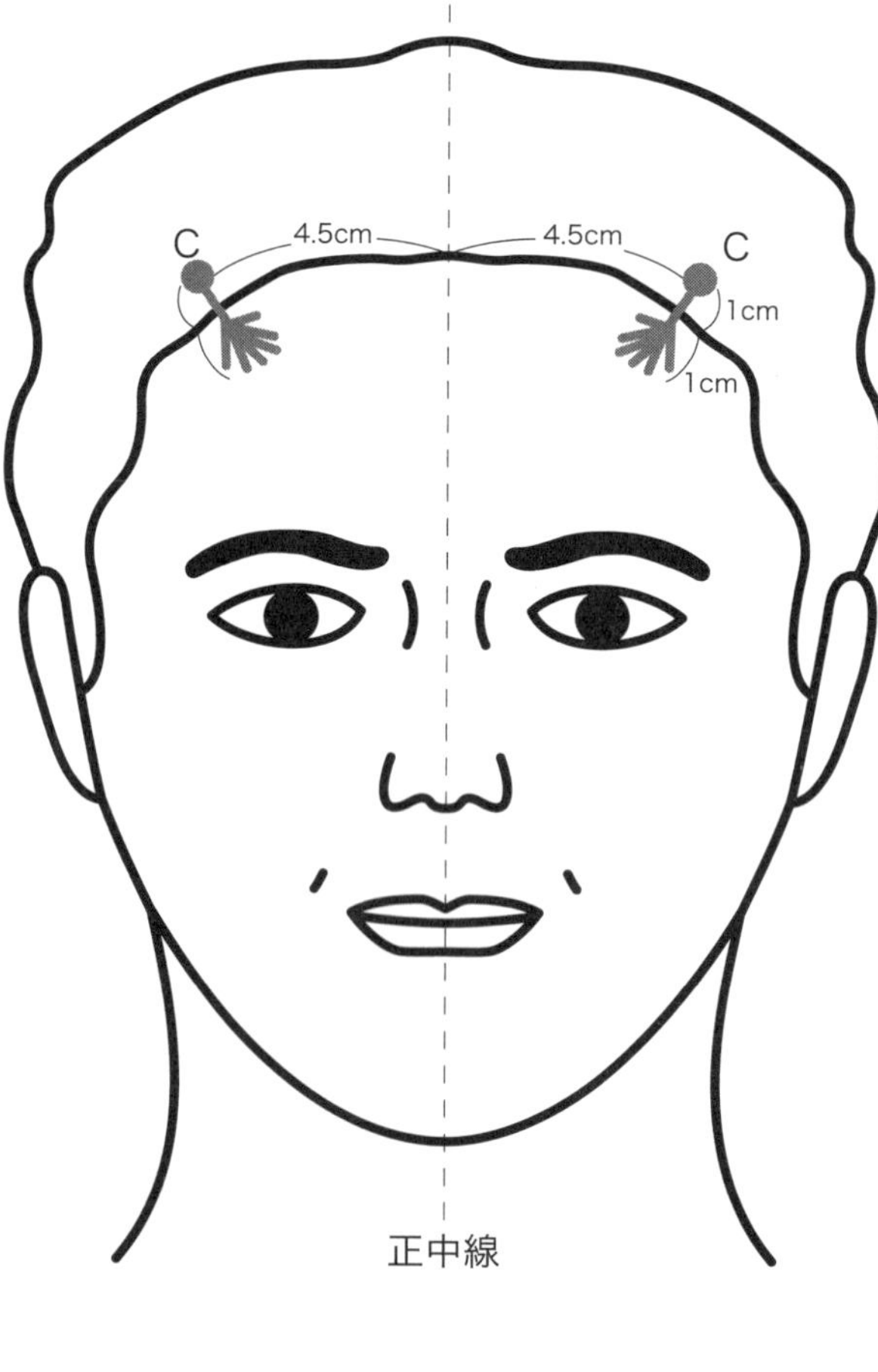

図4　基本C点

の間に肩から指が存在します。最も上が肩、真ん中が肘、下が指といった感じで細分化しています（図４）。

④基本D点＝腰椎、下肢

［適応疾患］

腰椎、仙骨、尾骨および下肢を含む下半身に対応。また、腰部神経が伸びる腹腔内臓器（消化器疾患など）にも対応。

［例］

・適応部位におけるあらゆる疼痛の軽減（椎間板ヘルニア、神経痛、リウマチ、骨折、坐骨神経痛、痛風など）
・片麻痺、対麻痺
・パーキンソン症候群

［位置］

⑴側頭部頬骨弓の約一センチメートル上、耳の前方二センチメートル髪際、⑵耳のすぐ前、耳穴から上に一・五センチメートルくらいで縦に数珠のように並ぶ二つの治療点があります。

より細かい治療のためには⑵を用いることが多いです。一番上をＤ１として第一腰椎、そこから三ミリメートル間隔でＤ２～Ｄ５は第二～第五腰椎、耳の穴の位置を大体一番下と捉えD６として、仙骨、尾骨に対応させています（図５）。

⑤基本E点＝胸椎、肋骨

［適応疾患］

胸椎、肋骨、胸腔、胸部神経が伸びる胸腔内臓器（心臓、肺など）に対応。

［例］

・あらゆる疼痛の軽減（肋間神経痛、帯状疱疹、骨折など）

・胸腔内臓器（気管支喘息、過換気症候群、動悸など）

［位置］

眉毛より大体一センチメー

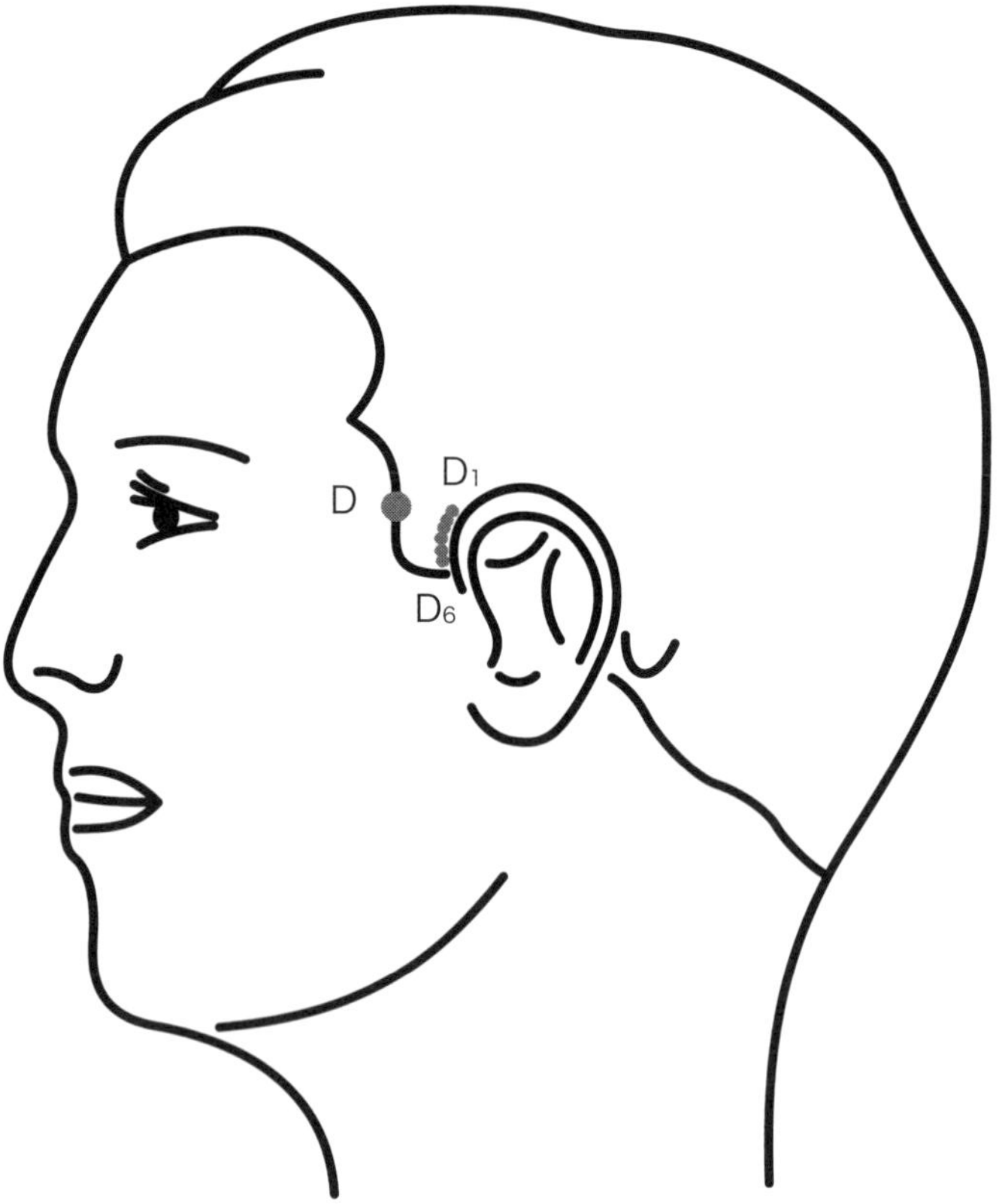

図５　基本D点

トル上方、正中から約一センチメートルの所から始まり、上方外側に向かって左右対称に約一五度の角度で外側に伸びます。十二点の細分点を持ち、最も外側の上をE1とし、て第一胸椎、最も正中側の下のE12を第十二胸椎と対応させています（図6）。

⑥基本F点＝坐骨神経

［適応疾患］

坐骨神経のみに対応。基本E点への刺鍼と併用することも多いです。

［位置］

耳介の後ろ、乳様突起（耳の後ろの出っ張った骨）の最

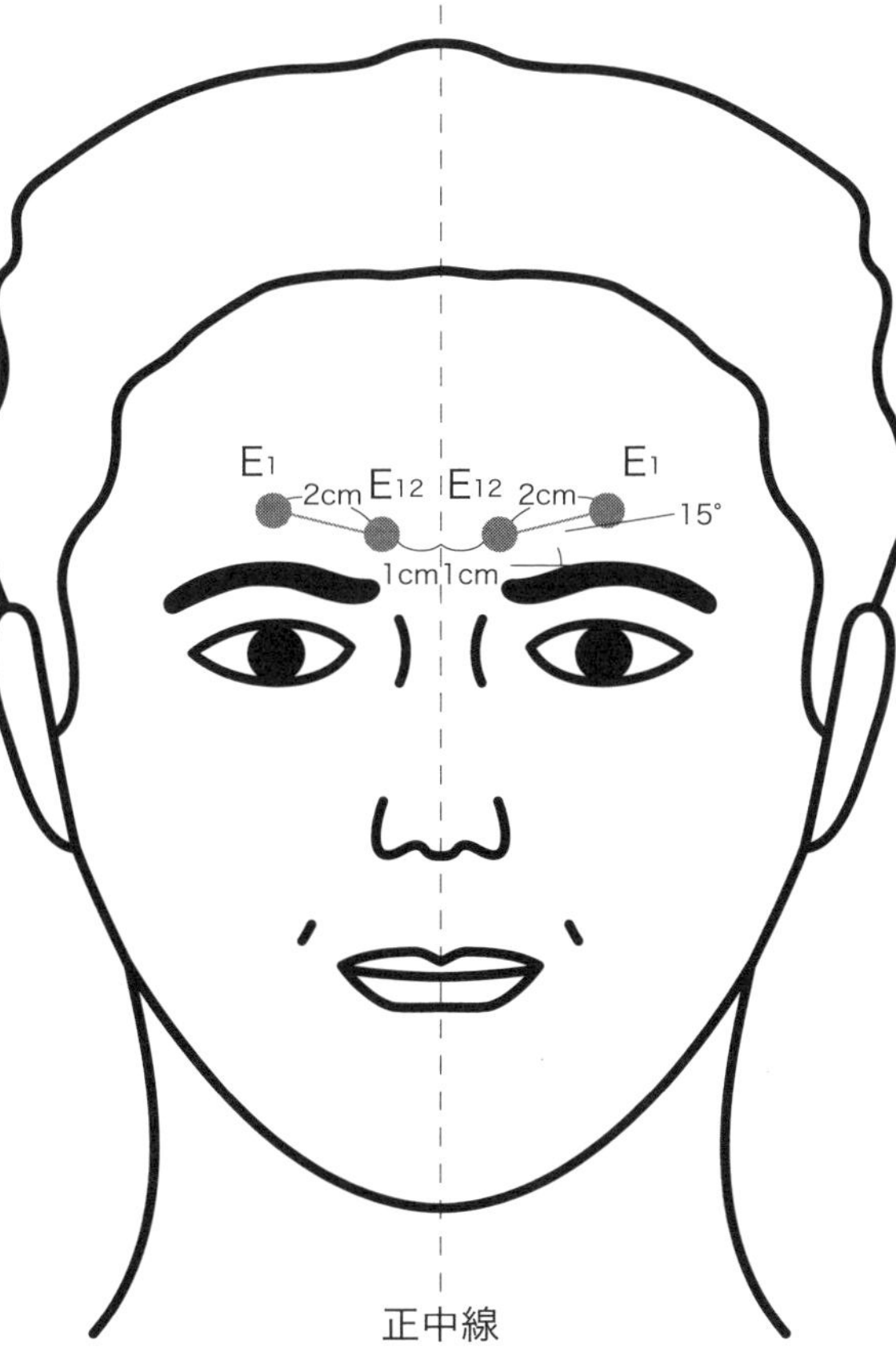

図6　基本E点

高点に位置します（図7）。

⑦基本G点＝膝

［適応疾患］

膝関節、膝蓋骨の障害および疼痛。

［例］

・適応部位におけるあらゆる疼痛の軽減（変形性膝関節症、リウマチ、捻挫など）

［位置］

乳様突起（耳の後ろの出っ張った骨）の最も下の部分をG2とし、その骨に沿って約五ミリメートル前をG1、G2より五ミリメートル後ろをG3と表記します。G1は膝中央の痛み、G2は膝前部の痛み、G3は膝側面の痛みに対応します（図7）。

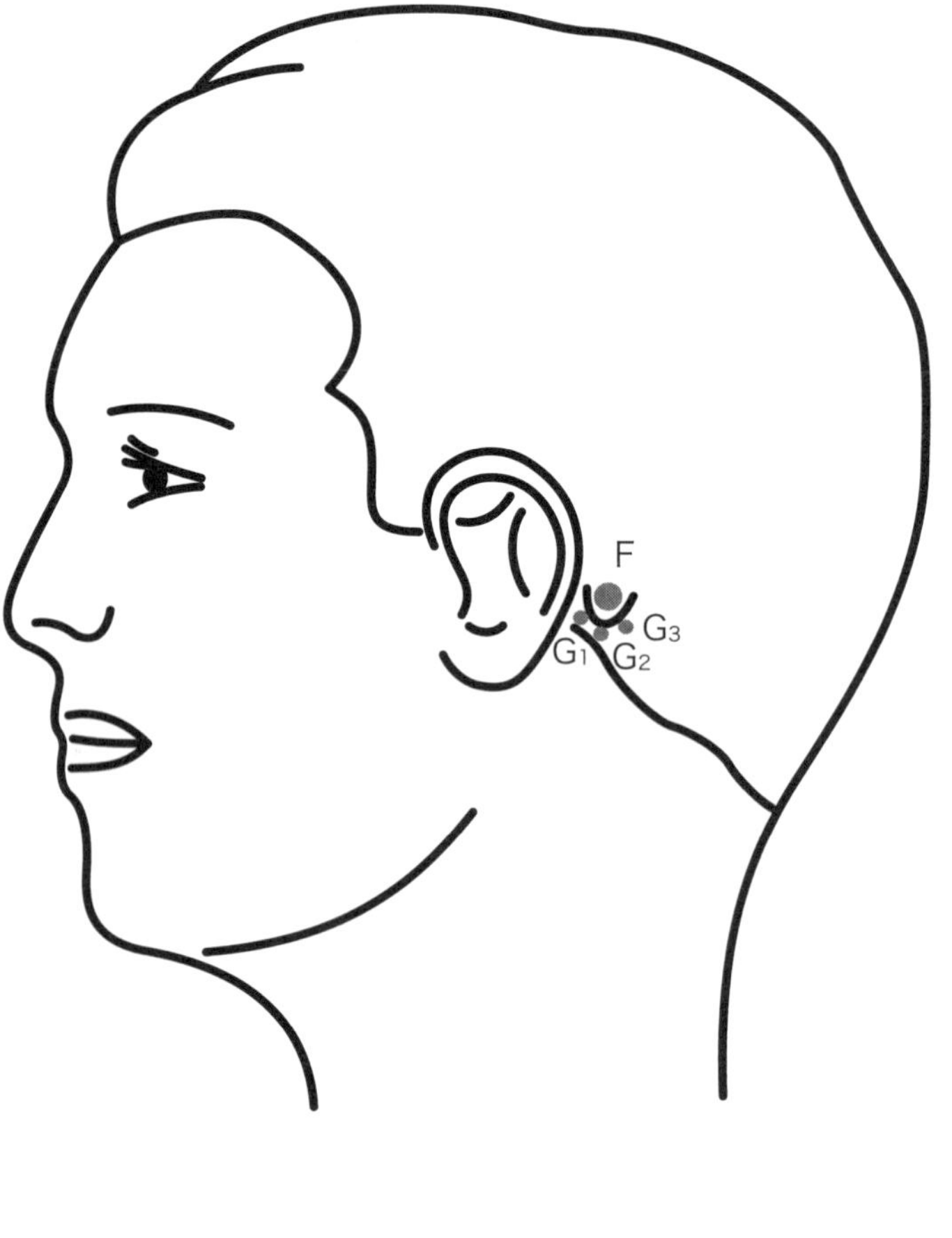

図7　基本F点、G点

⑧基本H点＝下肢、特に膝

［適応疾患］

上記基本点にて改善乏しいときプラスします。膝痛でE、G点で改善乏しいとき使用されます。

［位置］

B点より一センチメートル上に位置します。下肢、腰に障害があれば硬い隆起として見られることが多いです（図8）。

⑨基本I点＝下肢全般

［適応疾患］

H点と同様、上記基本点にて改善乏しいときプラスします。しかし、現在、I点まで必要とする症例は少なく、あまり利用されることはあり

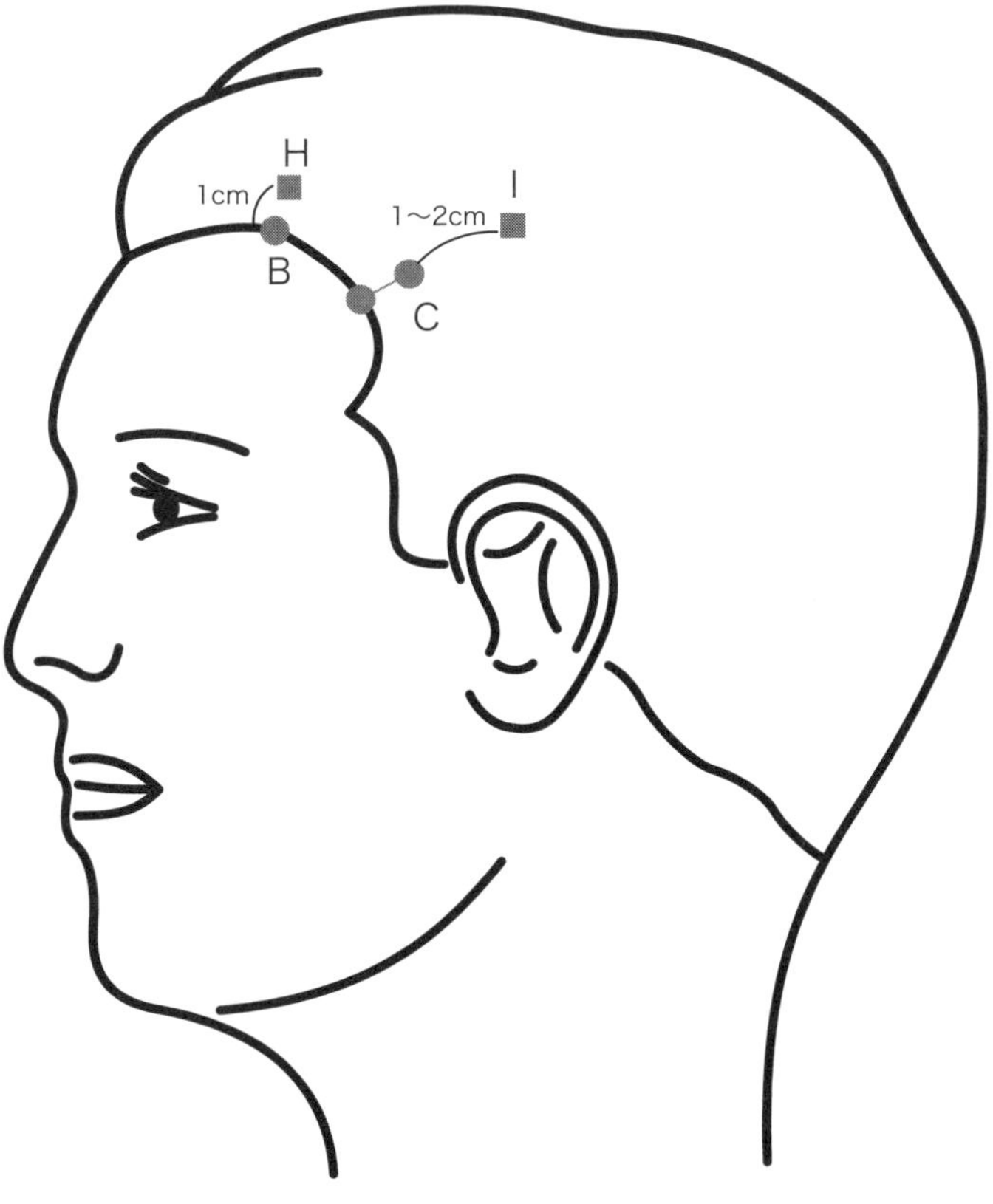

図8　基本H点、I点

ません。

［位置］

C1よりさらに上に一～二センチメートルの場所（図8）。

現在I点は新しい点として進化し、多様な疾患に応用されています。

3　四感覚点

YNSA感覚点には以下の四点があります。

①眼点、②鼻点、③口点、④耳点

各点はその名称が示す感覚器官に対応し、それぞれの機能不全の治療に用いられます。

それぞれの感覚点は、面白いことに本来の解剖学的場所と同様、つまり上から、眼、鼻、口の順で並び、耳は少し位置が外れるというような並びとなっています。これもYNSAの特徴で、臨床に用いる場合、非常に覚えやすくなっています（図9）。

［位置］

①眼点、②鼻点、③口点は基本A点の最も下から約一センチメートル間隔で垂直に並んでおり、正中から一センチメートルの位置に両側に存在します。④耳点のみ少し特異的で、C点の最も下からさらに一・五センチメートル離れた位置に存在します。

感覚点で治療可能なものに以下のようなものがあります。

①**眼点**：眼に関するすべての症状、例えば視力障害、緑内障、眼精疲労、シェーグレン

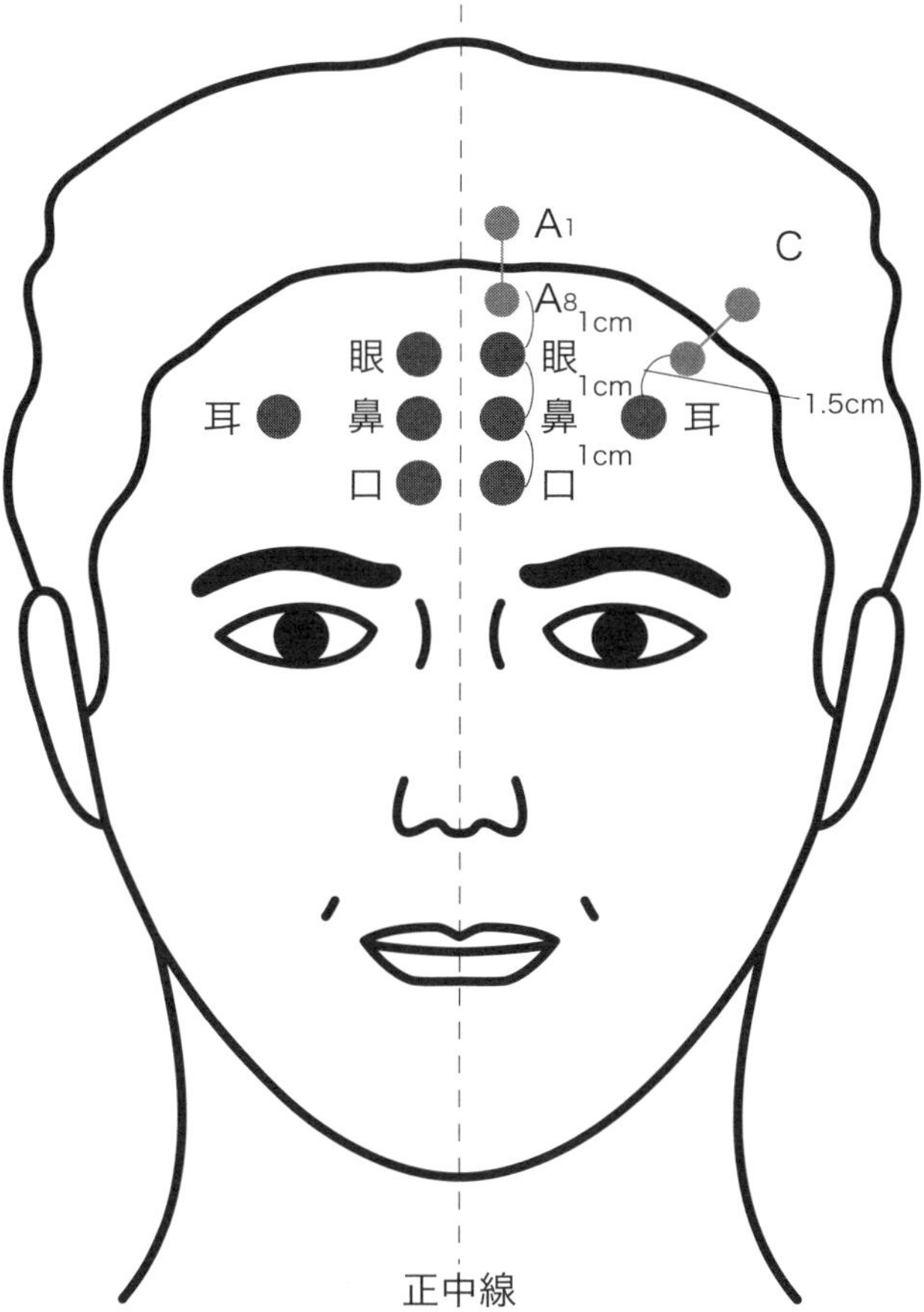

図9　感覚点

症候群など、眼疾患すべてに試みる価値は十分あると思われます。

②**鼻点**：鼻に関するすべての症状、例えばアレルギー症状、鼻炎、副鼻腔炎、鼻閉など鼻疾患すべてに試みる価値は十分あると思われます。

③**口点**：口に関するすべての症状、例えば口内炎、口唇ヘルペス、歯痛、味覚障害など口疾患すべてに試みる価値は十分あると思われます。

④**耳点**：耳に関するすべての症状、例えば外耳炎、耳鳴りなど耳疾患すべてに試みる価値は十分あると思われます。ただし、耳における症状（耳鳴り、めまいなど）は、複雑な要素

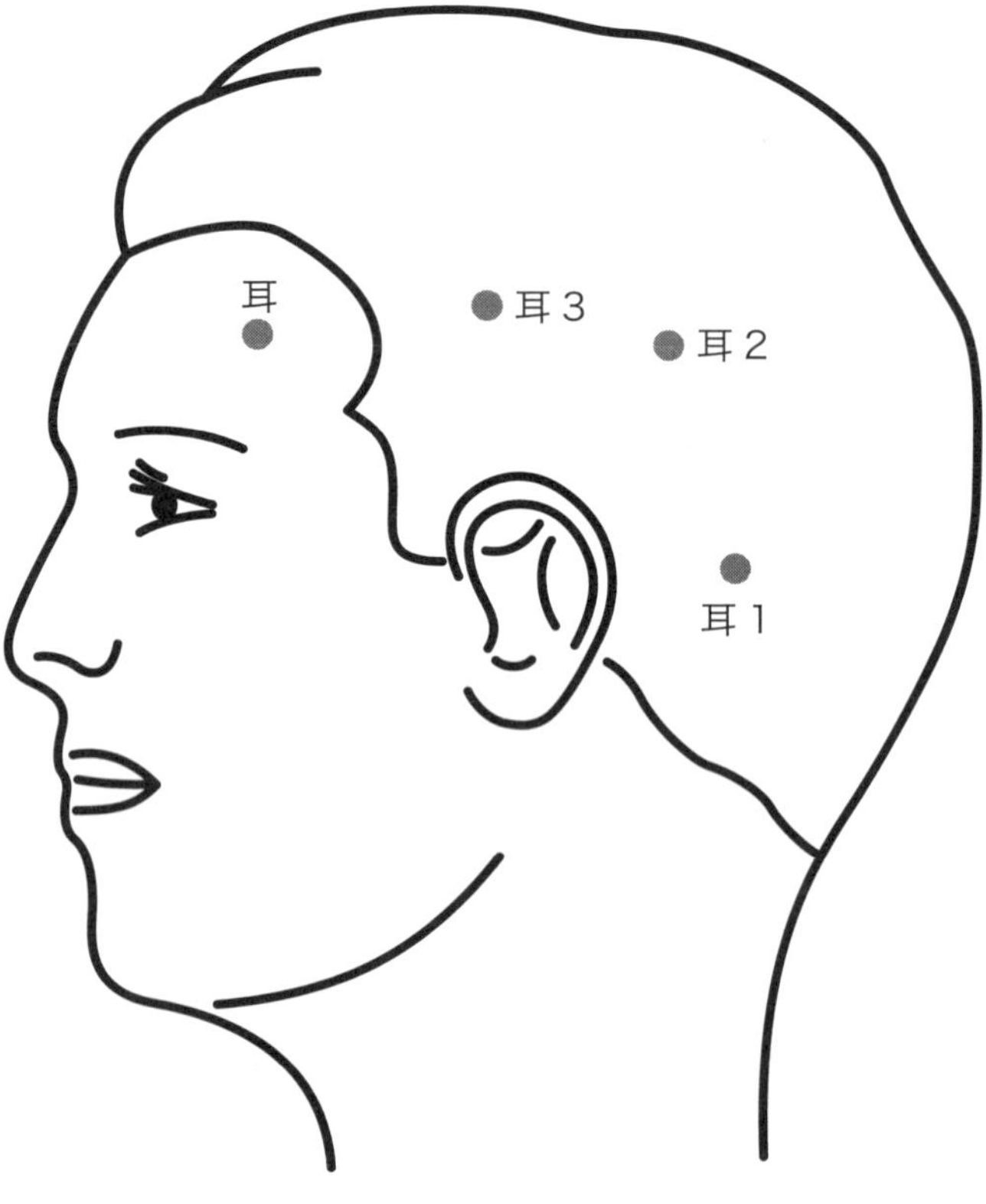

図10　耳不随点

が絡んでいることが多いため、感覚点（耳点）のみではなく、これに耳不随点など（図10）を加えて治療することがほとんどです。

4　三脳点

脳点は、初級編に入れてはいますが、この点は選択、そこから効果発現するには、経験、および実践が必要となり、レベル的には中級以上と思われます。

また後ほど説明しますが、より精密に場所を特定し、効果を発揮するためには、首診、腹診とセットで行う方がよいです。

ただ、その首診、腹診がなくても、症状のみで、ツボとして探索、施行が可能なため、初級編に入れさせていただきました。

ただ、難しいことを考えなくても、少なくとも副作用のある手技ではありませんので、「少しでも効果があれば」という気持ちで、神経学的疾患の患者さんには試していただきたいと思います。

脳点の種類としては以下の三点です。

①大脳点
②小脳点
③脳幹点

大脳点、小脳点は、基本A点の最も上方（A1）から頭頂部へと続く線上、つまり正中一センチメートル、髪際から二センチメートル前後の位置に大脳、さらにその上一センチメートル前後の位置に小脳が存在します。

脳幹点は一点のみで、左右の大脳点、小脳点の間の正中線上にあり、細長い形状をしています（図11）。

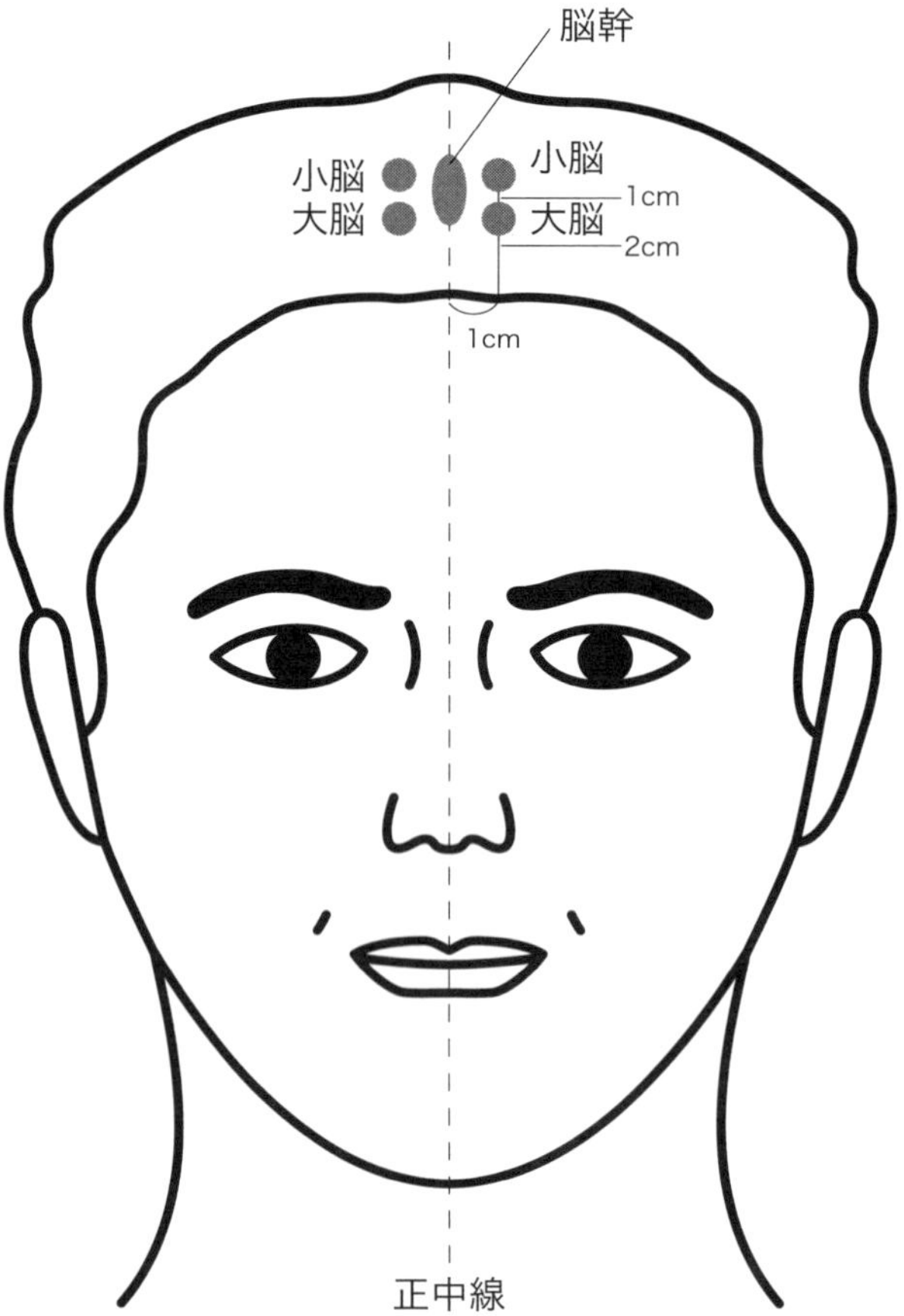

図11　脳点

脳点の適応

三種類の脳点は、多くの神経学的な疾患や障害の治療に用いられます。

例えば、脳梗塞など、脳卒中における片麻痺、対麻痺では、大脳点が中心になります。

この場合、右脳は左を、左脳は右を支配するため、右片麻痺がある場合、左の大脳点を刺鍼することが基本になります。

そのほか、パーキンソン病、多発性硬化症、アルツハイマー型痴呆、てんかん、不眠症などはその理屈どおりにはいかないため、やはり、首診、腹診を行いながら、正確な場所を見極める必要があります。ただ、どうしても首診が困難であれば、合谷（Ｈｏｋｕ点）で左右悪い方を大体当たりをつけて、その方の大脳点に刺鍼するという方法を用いれば、少なくともどちらの大脳点を使用するかが決定できると思われます。

このほか、脳幹、小脳点も医学的知識を十分に活用しながら、対応してください。

ただし、中枢性疾患（脳の病気）においては、西洋医学的診断が必ず必要になると思いますので、必要に応じて、頭部ＣＴ、ＭＲＩなどをご検討ください。

以上を上手く使えれば、上記疾患のみならず、内分泌疾患、視力障害、失語症、うつ病など精神疾患などにも対応できる可能性は非常に高く、今後の医療に大きな希望を与えると考えています。

5　YNSA技術解説【初級編】のまとめ

再度、初級編に記載した三治療点についてまとめます。

・**九基本点**：麻痺などの運動神経障害の治療、運動器の障害および疼痛、腫脹、椎間板ヘルニアなど病理学的変化をきたした疾患にも適応になり、そのほか、まれに内臓障害にも用いられることがあります。
・**四感覚点**：感覚器官の疼痛、機能障害、アレルギーの治療に用いられます。
・**三脳点**：中枢神経疾患などの治療に用いられます。

以上合計十六点（脳幹以外左右対称を考えれば三一点）の適応は記載

されている以上、さまざまあると考えられます。それらは、脳神経外科、神経内科、眼科、耳鼻科など専門医の臨床経験を通じ、今後さらに報告があることを期待しています。

初級編のＹＮＳＡの治療で十分な効果が得られない場合は、さらに中級編、上級編の治療を考慮してください。

6　YNSA技術解説［中級編］に入る前に

①診断の大切さ

中級編に進むためには、ＹＮＳＡの初級編となる基本点、感覚点、脳点による治療を実践し、完全に習得することが必須となります。初級編である基本点、感覚点、脳点は、それぞれが体の特定部位に対応しているため、中級、上級編で学ぶ首診をマスターしている必要はありません。逆の言い方をすれば、これができていない状態で中級編に進んでも、その効果を得ることは困難だと思われます。

ただ、前述しましたが、その技術のマスター以前に必要とされるのが「正確な診断」です。これがなければ、痛みを抑えた結果、早急の外科手術や専門的治療が遅れ、患者に不利益をもたらすことにもなります。

例えば腰痛について考えてみます。

腰痛を主訴に一般医を受診する七〇パーセントは「急性腰痛症」と診断されます。そのほか、椎間板ヘルニアが四パーセント、圧迫骨折四パーセント、脊柱管狭窄症が三パーセント、脊椎辷症三パーセント、悪性腫瘍〇・七パーセント、化膿性脊椎炎〇・〇一パーセントといわれます。

これを見れば、確かに、急性腰痛に対して、最初から血液検査、画像診断を行うことは必須ではなく、YNSAで治療を行っていくことは確率的には不適切ではないでしょう。

ただし、癌や化膿性脊椎炎、圧迫骨折など「重大疾患」を見逃さないことが非常に大事になります。

例えば癌を疑わせる所見としては、(1)年齢五〇歳以上、(2)癌の既往歴、(3)説明のつかない体重減少、(4)夜間安静時疼痛などが陽性となれば、癌の骨転移などが疑わしくなります。

また化膿性脊椎炎では、(1)静注乱用・尿路感染・皮膚感染、(2)脊椎打痛、(3)発熱、悪寒、免疫抑制状態などを総合的に判断し、見逃しをしないように注意します。

圧迫骨折に対しては、⑴七〇歳以上、⑵外傷の既往、⑶ステロイド使用（骨がもろくなる副作用があります）などがあれば疑っていきます。

また身体所見として、馬尾神経圧迫症状（肛門周囲の麻痺〈saddle anesthesia〉や膀胱障害）、下肢のひどい神経症状、肛門括約筋の弛緩など、簡単にいえば、排尿や排便にまで問題が出るような神経症状は注意が必要で、このような場合、緊急手術を含め専門医への紹介となることもあります。

このほか、腰痛を伴う重症疾患として腎盂腎炎、尿路結石、腎梗塞、腹部大動脈瘤破裂など、まだまだ怖い病気はたくさんあるのです。

このような場合、「医学的診断」を行わず、ＹＮＳＡを施行してしまいますと、疾患は何であれ、一時的に痛みが軽減することが往々にしてあります。

しかし、これにより、重病の発見の遅れ、患者さんに深刻な不利益をもたらし、場合によっては命にかかわることもあるのです。

これは、逆の言い方をすれば、ＹＮＳＡは効果が高すぎるために起こるマイナス点であるといえます。

だからこそ、正確な診断が要求されますし、やはり「西洋医学の知識」の中で必要に応じ、臨床検査、レントゲン、場合によってはＣＴやＭＲＩなどの高度な画像検査を行う必要があると考えます。

よって私は、ＹＮＳＡは「西洋医学的診断能力」を持ち、その状況に応じ「西洋医学」と「ＹＮＳＡ」を使い分ける能力をもつ「医師」「歯科医師」そして西洋医学にも通じている「鍼灸師」が行う技術だと考えています。

②より正確に治療するために

まずツボを探すにあたり、「右から行うか、左から行うか」を決定する必要があります。

「合谷」を触診してみて、痛みの強い側を確認します。そして痛みの強い方が「治療側」となり治療開始となります。

ただし、合谷による左右の決定は、始めは少し困難かもしれません。よって基本的には、基本点および感覚点は通常、患側と同じ側を治療すると理解してください。

ただし、片麻痺の場合は例外で、右麻痺がある場合、反対である左の健側を治療していきます。これは、中枢神経疾患、つまり脳梗塞などの麻痺においては、運動繊維の経路、知覚繊維の経路がともに延髄以降で交叉するという解剖学的知識と合致しています。

簡単にいえば「左脳は右半身を支配し、右脳は左半身を支配する」ということにより、脳梗塞が原因で右腕に麻痺がある場合、左の脳点や左のC点などを使うことが多いということのようです。これが基本的ルールとなります。

ただ、場合により、右側を治療しますと、今度は反応が左側に出る場合があります。

以下、私が経験した症例を通し考察してみます。

六八歳女性、主訴は「右肩痛」でした。主訴は右肩の痛みですので、治療により右肩の治療を行い、治癒します。しかし、この患者さんは実は右が目立つだけで左にも、もともと痛みがあったのです。しかし、右肩の痛みが強いため、相対的に左の痛みを感じにくかっただけなのです。

このような場合、右を治療しますと、今度は左の痛みを感じ始め、左側の肩にも治療が必要となる場合があるのです。このような症例はよく経験します。

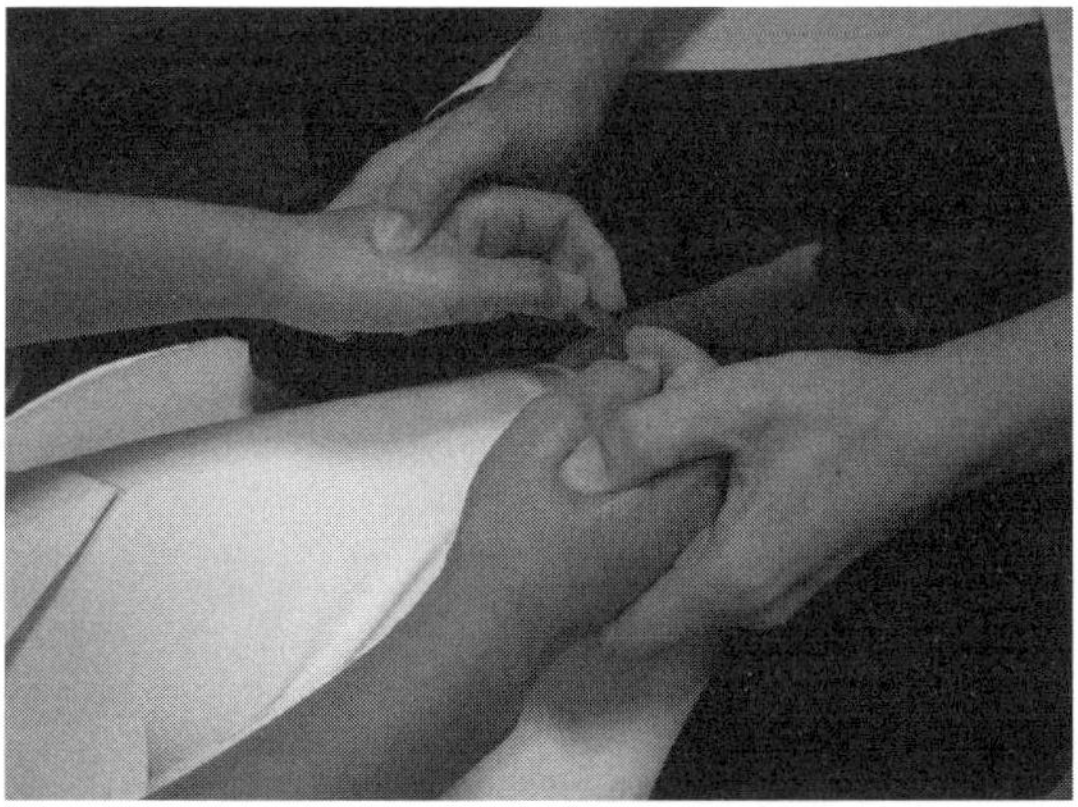

「合谷」の触診

よって、患者さんはよく「痛みが移動した」と表現されますが、実は、一番強かった痛みが治癒したため、結果として二番目、三番目の痛みが出るだけなのです。これは、痛みがもともと弱かったため、治療も簡便に行えます。

③ツボの見つけ方

治療する部位のおおよその見当がついたら、親指の爪先を立てて触診し、ＹＮＳＡのツボを探していきます。

治療を必要とするツボは、明らかな変化が認められます。肉眼で認められる徴候としては発赤、脱落、腫脹などです。

ただし、髪の毛の関係もあり、触診が中心となります。最も多いのはビーズのような塊（三～五ミリメートル）として頭皮の下に触診される変化です。このパターンが最も多く、これ以外には凹凸として感じられたり、ビーズが数珠のように連なっていたりする変化も時折見られます。ツボを見つける技術の習得には多少の実地訓練が必要ですが、経験を積めば、容易に、速く、正確に行えるようになります。

そしてこの発見を手助けしてくれるのは、実は患者さんです。必要なツボを触知しますと、その周囲の触診とは違い、痛みや不快感を訴えま

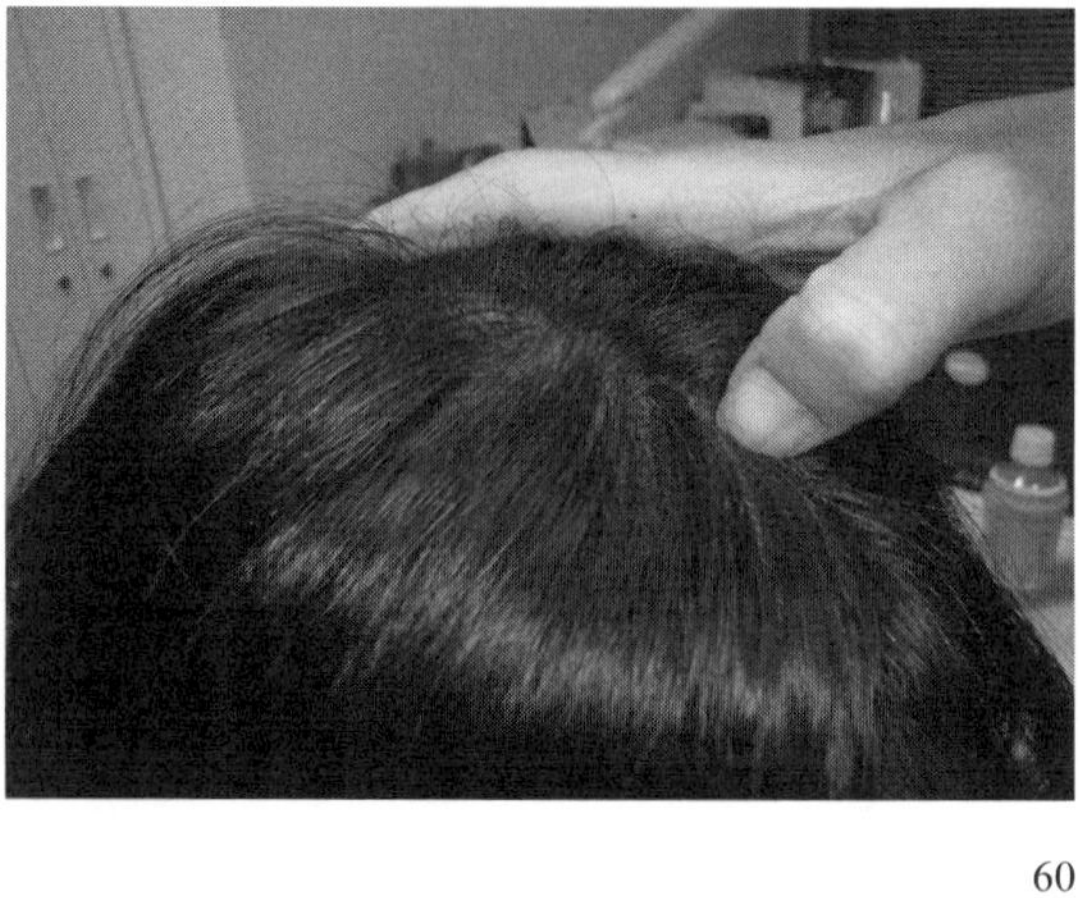

親指の爪先を立てて触診

す。

よって、患者さんの助けを借りながら、最も痛みがある部位を探索し刺鍼していきます。

④刺鍼方法

触診しているツボに親指の爪を置き、もう一方の手（親指と人差し指で鍼を持つ）でそのツボをめがけて鍼を刺します。この場合、ツボの五～一〇ミリメートル手前より三〇～四五度くらいの角度で穿刺します。これは、ツボにより深さが違うため進入角度は三〇～四五度くらいの差がついています。ただ、最も多い進入角度は三〇度くらいと考えています。

しかし、この進入角度や、進入部位が大事なのではなく、個人差があってよいと思っています。唯一重要なのは鍼が正確にツボを貫通することです。

ツボにめがけて鍼を挿入し、先に進めていきますと、正確な点に達すれば、患者はそれを感じ「ズバッときた」、「痛い」、などの言葉で表現します。

ある程度経験を積めば、治療医も、鍼が正確に点を貫いたとき、小さ

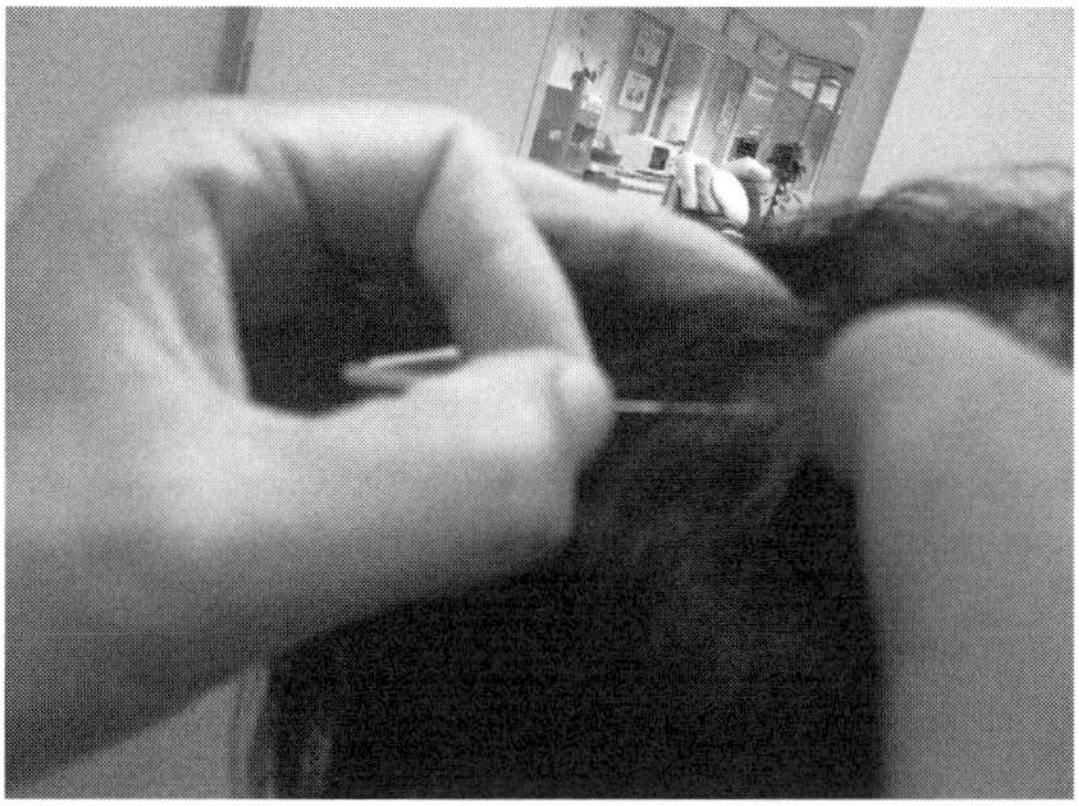

刺鍼方法

な空洞を刺したような感覚を得られるようになります。

この感覚ですが、最も多いのは、ラップやビニールを鍼で貫通するような感覚です。しかし、慢性疾患においては、鍼は、砂の塊に到達したように感じられることもあります。これは、経験を積んでいくしかないと思います。

ただ、基本的に、きちんとツボに到達すれば、何らかの好転反応は見られるはずです。これがまったく見られない場合は、正確に刺鍼できていない可能性が高いです。

その場合、鍼を完全に引き抜かず、数ミリメートル単位で抜き差しを行い、正確にツボを貫通できるように軌道修正してください。

⑤鍼の種類

鍼の種類はそれほど問題ではないです。私は、中程度の長さである「五番のステンレス鍼（〇・二五×四〇ミリメートル）——使い捨てタイプ」を使用しています。これよりも細いと、筋膜を通過するときに曲がりやすく、的確に穴を捉えることが難しいです。ご自分のやりやすいものを使ってください。

⑥治療回数と期間

治療回数と期間は患者の経過によりまったく異なります。急性期の場合は短期間、少数回の治療で十分であることが多いです。ただし、慢性になりますと、長期治療を要する場合も多くなります。手技そのものは一人一〇分前後、しかし、その後、置鍼したまま三〇分程度待合室で待っていただかねばなりません。この置鍼時間は長い方がよいので、可能なら一時間まで待っていただいてもよいと考えます。

なお、鍼の数ですが、少なければ少ないほどよいです。「さらに治療効果を」と欲張ると、かえって刺激が強すぎ、効果が減弱する場合があるので注意してください。通常診療では五本から一〇本程度刺鍼することが最も多いです。

⑦鍼以外の刺激について

レーザー療法も可能です。よってどうしても鍼が怖い場合は考慮してもよいでしょう。ただし、効果は鍼より低いため、私自身行うことはありません。

私が時折使用するのは「磁気鍼」による磁気刺激です。これは、鍼ほどではありませんが、簡易に効果が得られるため、鍼の後刺激として追加することはあります。

そのほか、山元先生は少量の局所麻酔薬（〇・五パーセントキシロカインに三〇Gの鍼）を使用することもよくあります。私はこれに加え、プラセンタツボ打ち（胎盤注射）、コンドロン（一〇〇パーセントサメ軟膏）など、より自然に近いものも使っています。

⑧治療についてのまとめ

例えば、抗インフルエンザ薬は発症後四八時間以内に内服しなければ効果はほとんどありません（現在は耐性の問題でさらに効き難くなっているようですが）。

しかしYNSAにおいては、障害の持続時間、障害の程度は治療にあたりなんら問題はありません。もちろん、一般に障害の発症から経過した時間が短い方が治療効果も高く、慢性疾患として、発症から経過が長いほど長期の治療が必要となることは事実です。しかしYNSAは、いつ、いかなるときでも諦めることなく、その疾患と戦うことができる武器なのです。


さて、このYNSAを施行するにあたり、効果が得られない場合が見られます。その場合、まず、正しい位置に刺鍼できているかを再チェックしてください。前記しましたが数ミリメートルの誤差が大きな違いを生じます。よって引き抜かず、数ミリメートル単位で移動してみてください。それでも満足いく結果が得られなければ、やはり、中級、上級の治療を考慮するべきかもしれません。

また、何度も述べましたが、「確実な診断」が行えているかも、再確認してください。何らかの疑問があれば速やかに、臨床検査、血液検査、画像診断、心電図検査などを行ってください。

なお、ＹＮＳＡはどのような治療とも併用可能です。よって現在の治療を継続しながらいつでも行うことができます。

⑨注意

女性より男性に多いのですが、初回の鍼治療において、恐怖心が強すぎる場合や、過緊張、副交感神経過剰興奮などで、めまいや失神といった強い反応を起こすことがまれにあります。このような場合、直ちに抜鍼して患者を寝かせ、足を挙上させることが大事となります。

これでほとんどの場合解決しますが、必要があれば、点滴によるルートキープを行ってください。

私自身、五年間でそのような経験は一例のみですが、まれにありますので注意してください。

禁忌：高熱の患者さん、極度の衰弱がある患者さんに対してのみ禁忌となります。そのほかは基本的にどのような治療とも併用可能です。

Ⅳ章　YNSA 技術解説［中級編］

中級編

いよいよ中級編に入ります。これからは、説明が少し複雑になってきます。

本書は性質上、ＹＮＳＡの紹介、導入が目的です。よって、これからの章は、できるだけ簡素化し、医療従事者にも、一般の方にもご理解いただけるように、最低限のことのみ記載したいと思います。

医療従事者の実践には、少し物足りないものとなります。よって実践でＹＮＳＡを行おうとされる先生には、山元敏勝先生が書かれた実践書、『山元式新頭針療法　ＹＮＳＡ』（自費出版、二〇一三年）をぜひご参照いただきたいと思います。

1　十二内臓点

十二内臓点は、側頭部域、および、正中線の両側1センチメートルから頭頂部までの約十二センチメートルに密集しています（図12、13）。

内臓点の機能は、基本点に比べると複雑で、これを修得するためには、東洋医学の理論についての知識と理解も必要となります。ただ東洋医学の非常に深い知識までは要求しません（もちろん理解しているに越したことはありませんが）。

基本的に十二経絡の大まかな走行（簡単な経絡図か経絡模型が卓上にあれば十分です）と、各臓器の大まかな働きを知っていればよいです。よっ

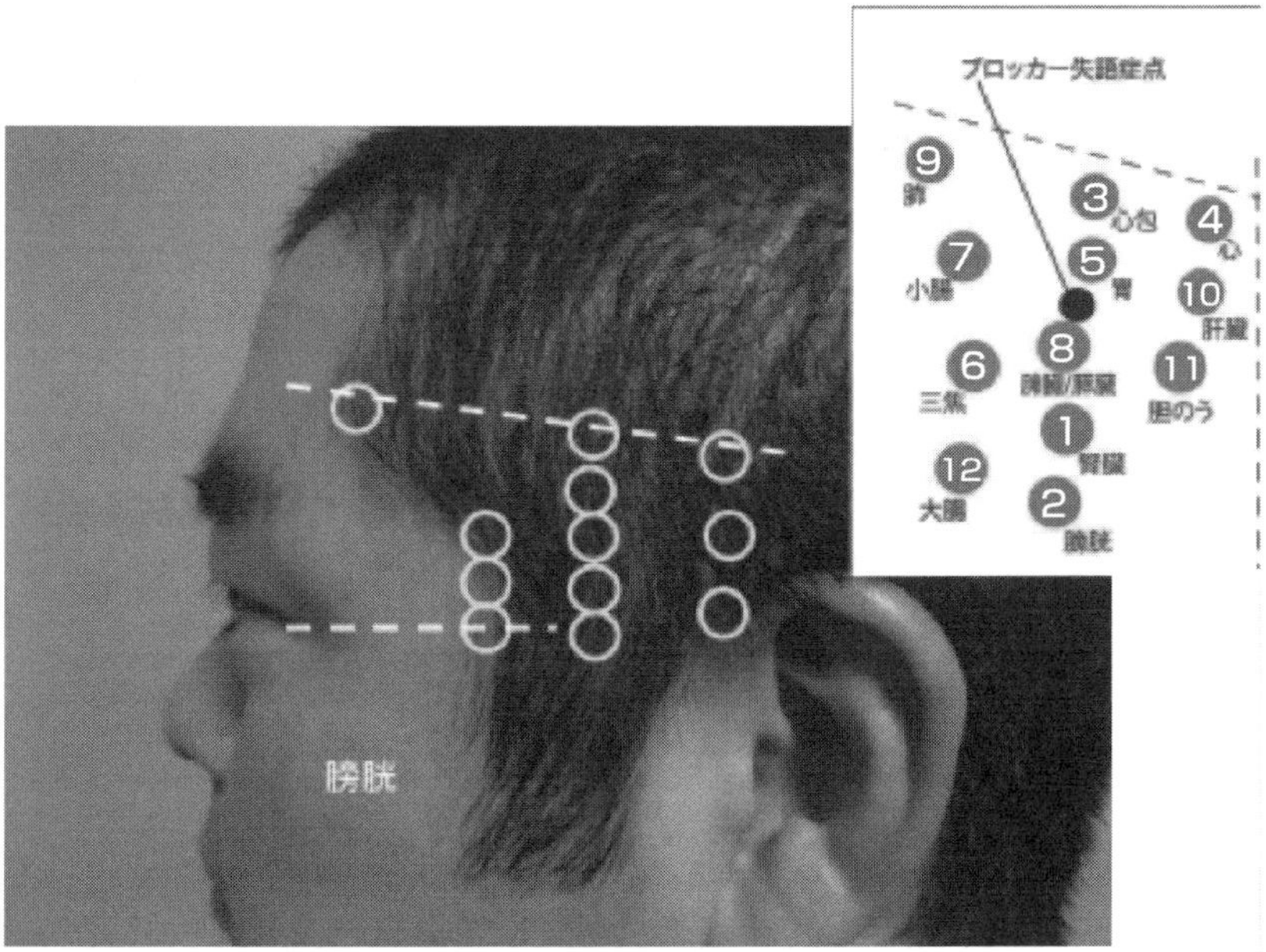

図12　十二内臓点（側頭部）

1）腎　　4）心　　7）小腸　　10）肝
2）膀胱　5）胃　　8）脾／膵　11）胆
3）心包　6）三焦　9）肺　　　12）大腸

て、東洋医学に接したことのない先生もそれほど構えずに、楽な気持ちで行ってください。

なお、この内臓点の治療を効果的に正確に行うために、これまで何度か出てきました治療部位決定方法としての「首診」を行うことが必須となります。

初級編のみで解決しない根深い痛みから、内臓的障害、精神が関与する問題などは、常に「十二内臓点」を用いて治療していくため、より複雑な症状になればなるほど、どうしてもこの「十二内臓点」および「首診」の知識と技術が必要となってくるのです。

例えば、慢性の「肩こり」では、初級編の基本点のみで解決できそうですが、実はストレスなどが大きく起因している場合もよくあります。この場合は十二内臓点を上手に使わ

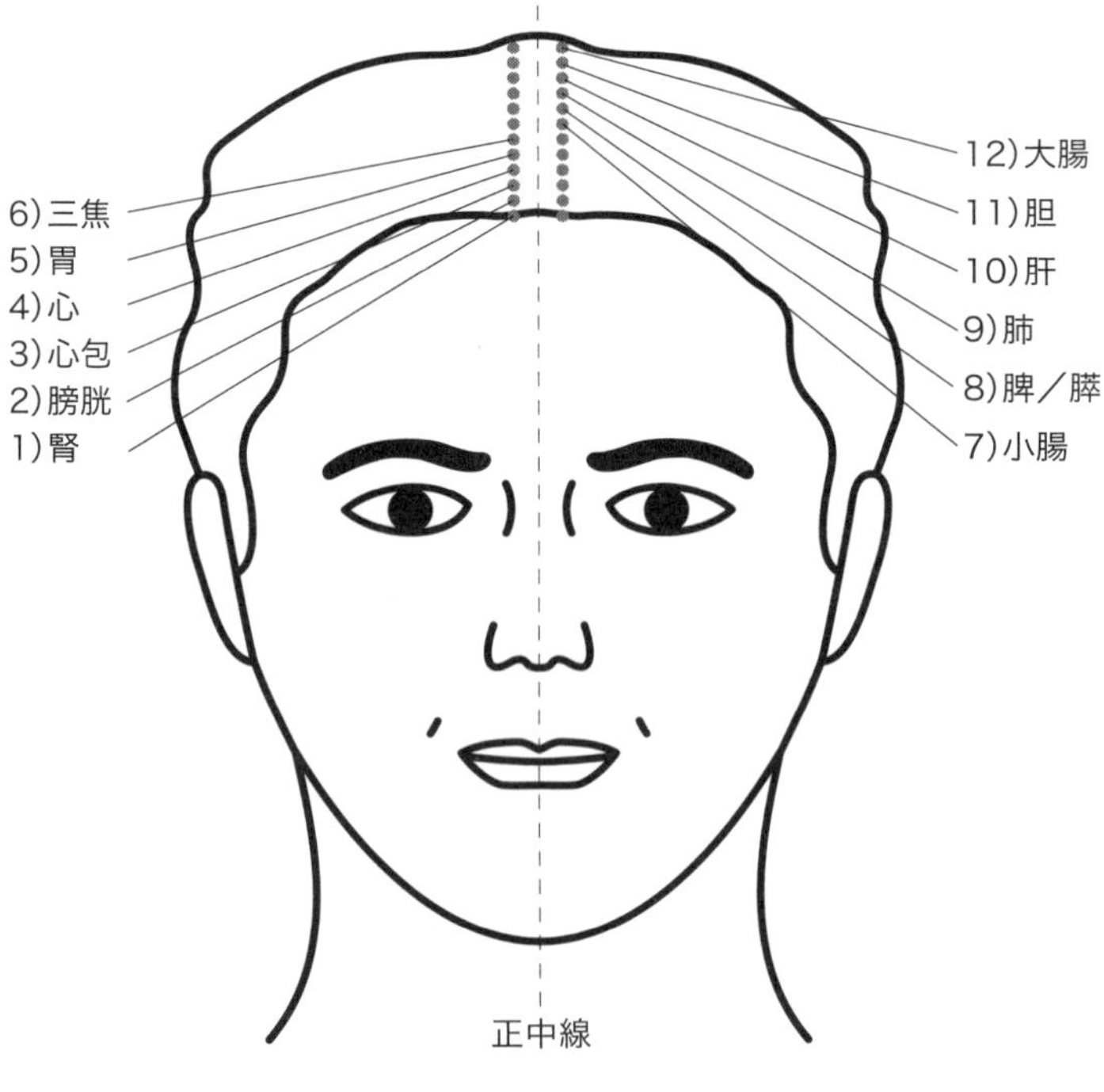

図13　十二内臓点（正中線沿い）

なければ解決しません。特に、近年は人間関係、社会構造が複雑になり、ストレスなどが大きく関与するケースが非常に増え、痛みの原因ですらより複雑になっています。

つまり、慢性および病状が複雑になればなるほど「十二内臓点」抜きには治癒に導くことは困難であるのです。

そして、この内臓点治療の成否は、東洋医学の知識もさることながら、ＹＮＳＡ首診法に大きく依存しているため、上級編で述べる首診法も同時にマスターすることが望まれます。

①十二内臓点とは

東洋医学では内臓を、その性質と機能の上から、肝、心、脾、肺、腎、心包の六つの臓と胆、小腸、胃、大腸、膀胱、三焦の六つの腑に分類しています。

これは西洋医学で考えるような解剖学的に実証された臓器ではなく、むしろ「体内の臓腑が体外に表現するさまざまな現象」と考えます。つまり臓器をそれぞれ独立したものではなく、有機的総合体として考えるのです。これが「西洋医学は部分を見て東洋医学は全体を見る」といわれる由縁です。

ただし、ＹＮＳＡは十二内臓点を完全に東洋医学的視点からのみ考えているわけではなく、必要に応じ西洋医学の臓器としても捉えています。

例えば、胃腸炎で下痢のとき、ツボ（臓器）として小腸点、大腸点や胃点などを使うことが多いです。ただし、これを「胃腸炎だから大腸、小腸」ではなく、あくまでも首診にて必要点を確認した上で、刺鍼を行います。

よって、「一〇〇パーセント東洋医学」、「一〇〇パーセント西洋医学」ではなく、どちらの知識も持った上で、首診で確認するというような方法を採っているのです。

ただ、ここで勘違いしてほしくないのは「首診で治療点を確認できるなら知識は必要ないではないか」という短絡的な発想です。

何度も述べますが、首診は非常に難しく、繊細です。この場合、医学的知識がなく、首診のみで判断しようとしますと、まったく的外れなツボを刺鍼することになります。

あくまでも、首診は補助診断であるため、「基本的にこの状態では、どの臓器が問題なのか？」を頭で理解し、その上で、首診にて実際その臓器（ツボ）が本当に異常がないかどうかを確認するというプロセスが重要なのです。

以上が、ＹＮＳＡは「西洋医学の知識を持ち、さらに東洋医学にも精通した医師・歯科医師・鍼灸師に行ってほしい」と考える理由なのです。

②十二内臓点の特徴

さて、内臓点の解説に入る前に、一点だけ大切なことを述べておきます。

東洋医学において、十二経脈の生理活性範囲と病気の反映する部位は基本的に一致していると考えます。よって、経脈から起こる病気と、臓腑の病気が所属経脈に波及して起こる病気の、大きく二つがあるのです。難しいので、私なりに簡単に解釈してみます。

例えば、肺経を見てください（図14）。

これは臍の上方に相当する中焦より始まり、大腸に連絡、胃から肺に入り、咽頭を経由し、上腕内側を通って第一指に出ます。つまりこれが大まかな経絡です。

肺経に異常があった場合、西洋医学的に単純に考えればまず肺の影響で、息切れや咳が起こります。これは理解しやすいです。しかし、これだけではなく、経絡の走行的な疾患にもかかわるのです。例えば、鎖骨上窩の痛みや第一指から通じる腕内側の痛みも、肺経がかかわります。また、心臓近くも通過するため、動悸に肺経が絡んでいる場合もあるのです。

つまり、臓器としての「肺」のみでなく、経絡としての走行も絡んでくるのです。

このことを理解しませんと、「なぜ鎖骨付近の痛みに肺のツボを刺すのか？」

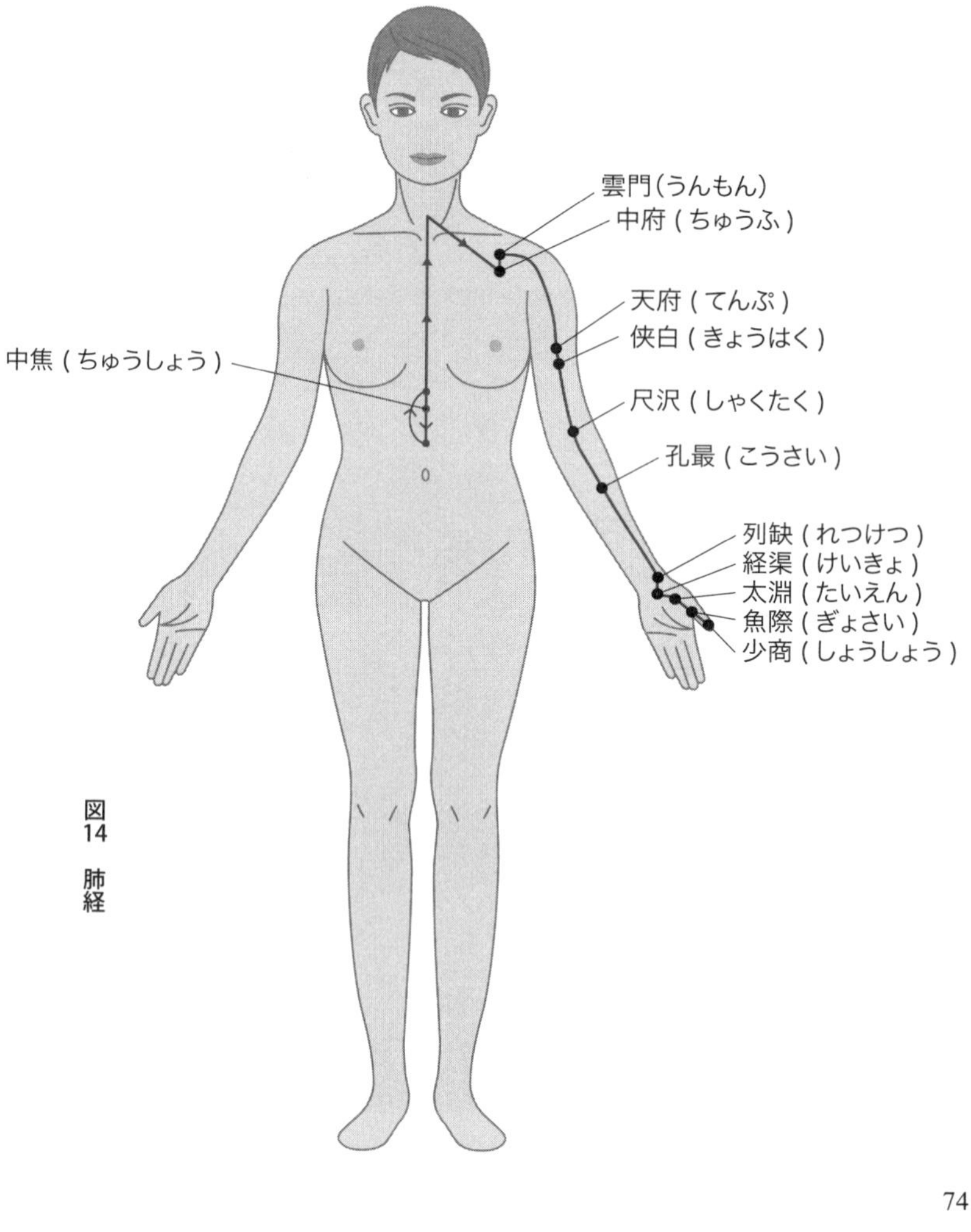

図14　肺経

が理解できません。

　逆に、東洋医学的に困難な知識はおいといて、最低限、この十二経脈の走行さえ知っていれば、後は首診と西洋医学の知識を足せば、何とか診断、治療を行っていけると考えます。

　本書では、基本的な各臓器の役割はお話させていただきますが、難しい、西洋医学的に理解し難いと思われる方は、そこは飛ばして、とにかく大きな十二経絡の流れのみ覚えていただければよいと思います。

③十二内臓点の位置

　ここでは十二内臓点の基礎となる部位である側頭部を解説します（図15）。

　図からわかるように、十二内臓点は側頭部の比較的小さな領域に、両側性

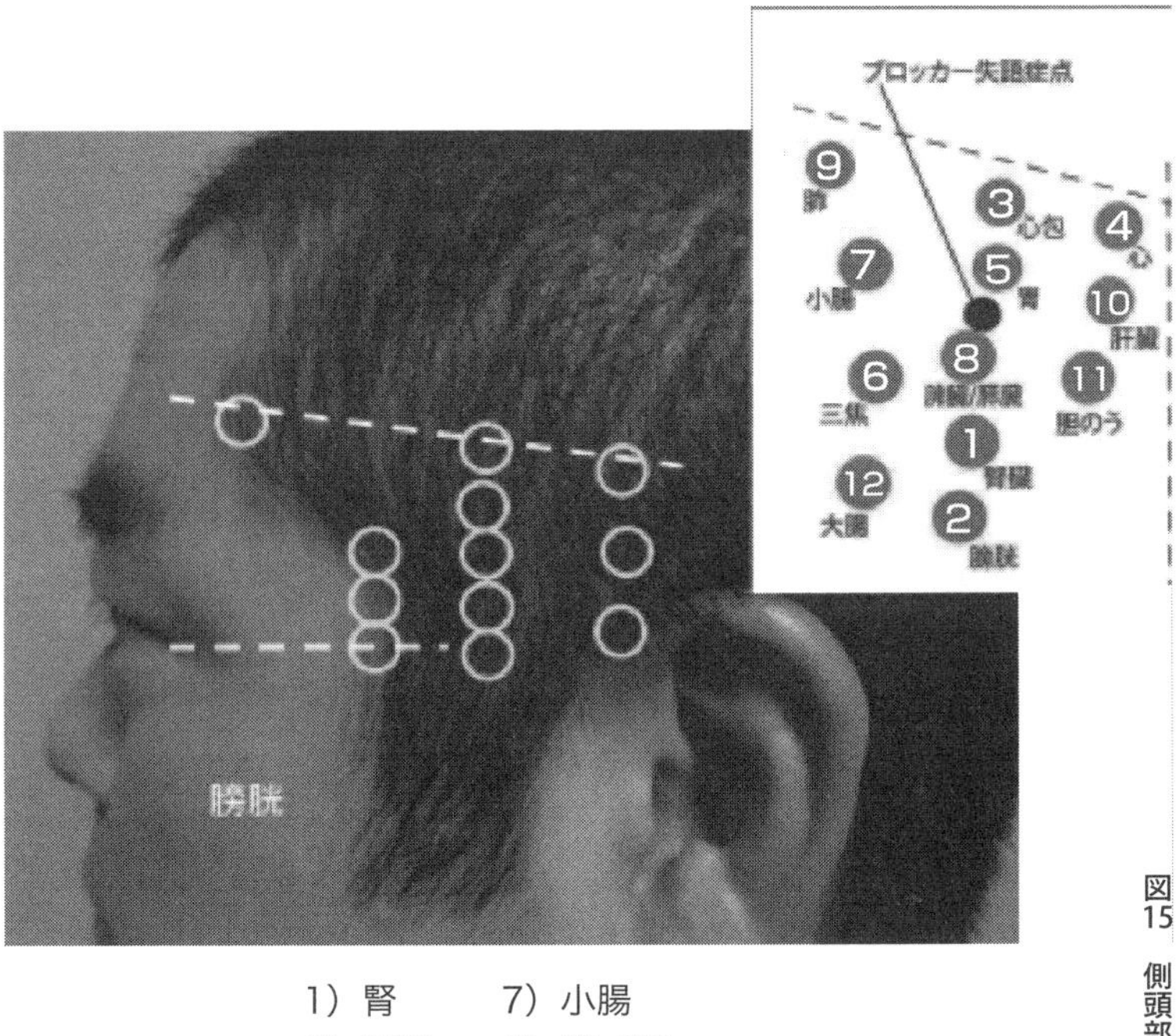

図15　側頭部

1）腎　　7）小腸
2）膀胱　8）脾／膵
3）心包　9）肺
4）心　　10）肝
5）胃　　11）胆
6）三焦　12）大腸

に存在しています。内臓点のサイズ、領域の小ささから、一点ごとの解剖学的位置を正確に記述することは困難です。また頭部の形状が人それぞれ異なっていることを考えれば、内臓点の位置も個人差が出ます。修得にはやはり、経験を積み、触診の感覚を通して、位置を学んでいくしかないと思います。

なお、この十二内臓点は陰陽を考えますと、実はさらに詳細に部位が分かれるのですが、そこまで必要になることは実際の臨床上非常に少ないため、ここでは割愛させていただきます。

④十二内臓点の治療適応

内臓点一：腎

腎は東洋医学において「作強の官」と呼ばれ、人体の生命活動を維持するエネルギーとなる「精」を貯蔵し、すべての臓器に必要に応じて随時供給していく、生命活動の源となると考えられている臓器です。

また、腎気は骨・髄を生み、脳を養うとされ、その脳は

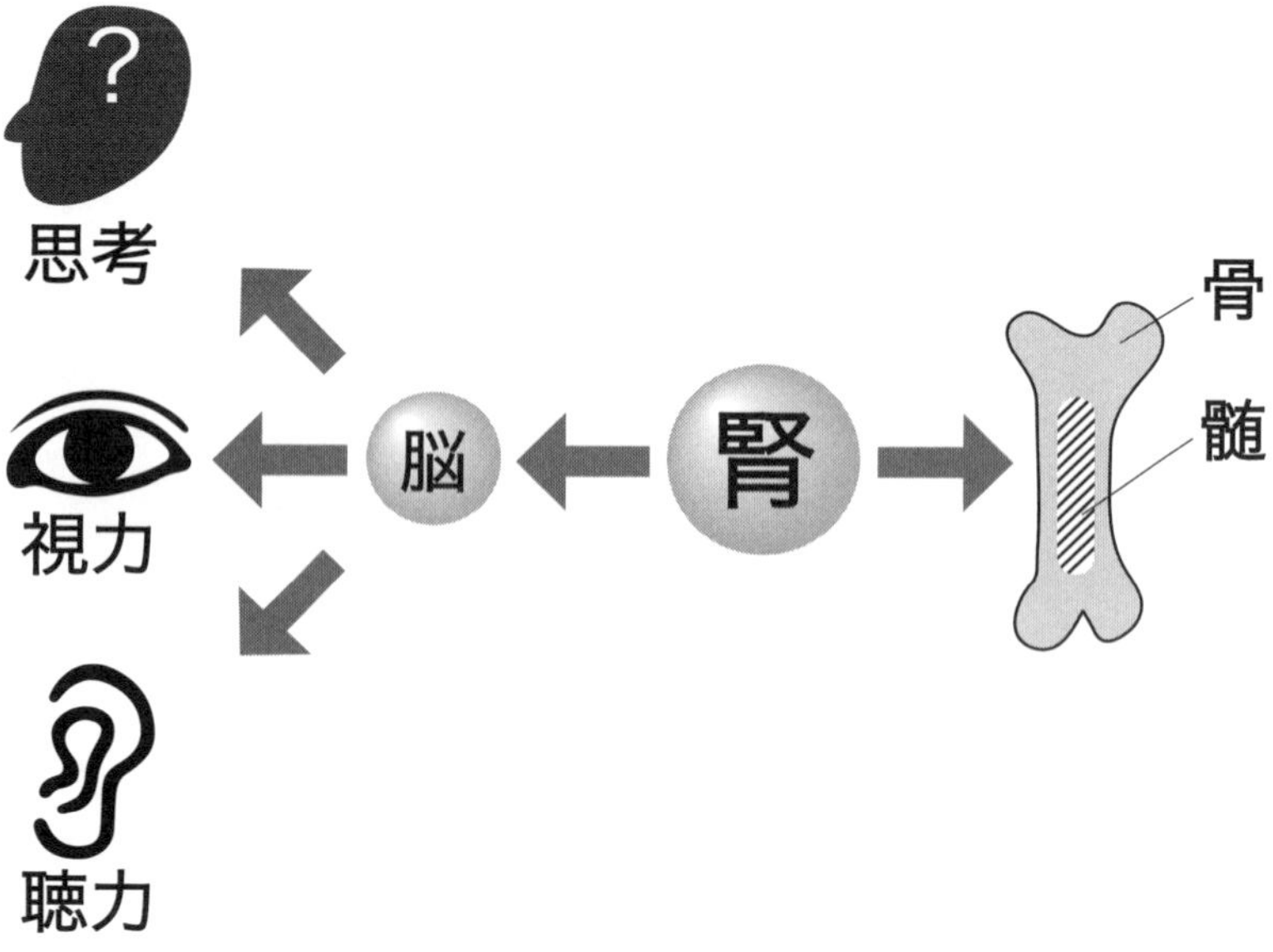

図16　作強の官

思考を生み、視力、聴力をもつかさどります（図16）。そのほか、腎は二陰（外生殖器、肛門）と水分代謝にも関係を持ちます。

以上のように、腎は生命の源であるばかりか、骨や髄、脳、二陰にも関連しています。

よって腎気が不足しますと、腰はだるくなり、骨は痛み、四肢に力がなくなります。また脳に関連し、思考能力の低下、健忘、めまい、耳鳴り、視力低下、また精力低下や頻尿などが現れるのです。これは、老化現象に類似し、東洋医学では腎の精がなくなったときが天命と考えられているくらいです（図17）。

この理論と一致するのですが、ＹＮＳＡにおいても腎を最も大切なポイントと考えます。

現在、ＹＮＳＡを受ける方の七〇パーセントくらいは、首診を行うと「腎」に問題が生じています。

よって、主訴にかかわらずまず「腎」に刺鍼を行い、「生命エネルギー」を注入してから治療開始となることが非常に多いです。これを行うのと行わないのとでは、同じ

図17　腎気の不足と老化現象

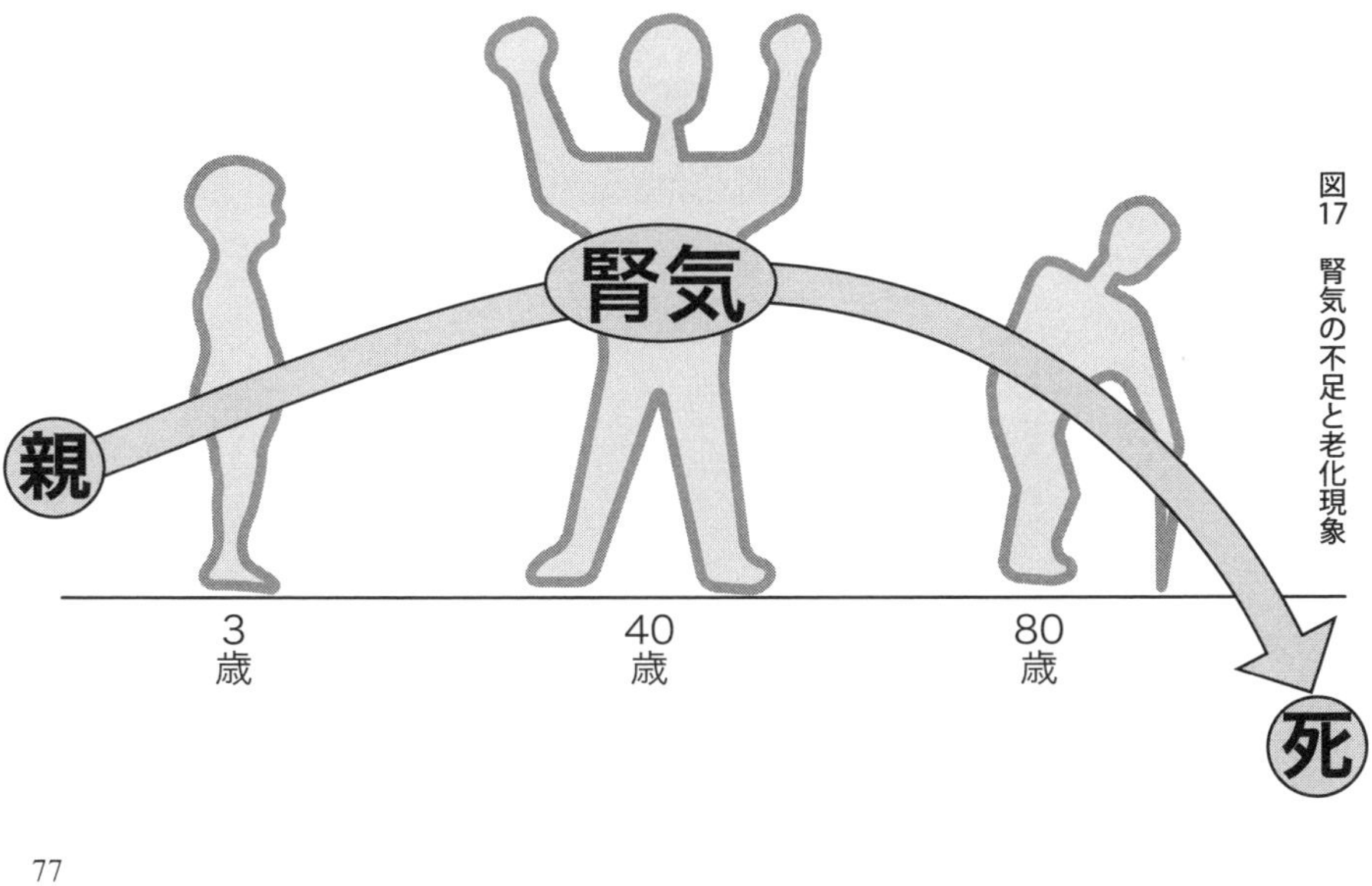

基本点Aの刺鍼でも効果に大きく差が見られます。

つまりYNSAにおける「腎」は「治療における土台」のようなもので、この基礎工事である土台を無視しますと、その上にどんな立派な家を建てようとしても建てられない、つまり治療効果が乏しいということになります。

そういった意味で「内臓点一：腎」はYNSAにおいて最も使用され、また最も重要なツボとなるのです。

[腎点の使用される疾患]

YNSAの治療スタートにおける土台としての役割が最も大きいです。

また経絡の走行（図18）、臓器的役割から、視力障害、活力低下、精神不安、口内の熱感、喉の違和感、脊柱、大腿部内側の痛み、下肢の運動麻痺、冷感、足底の熱感、痛みなどにも使用されます。

内臓点二：膀胱

膀胱は「州都の官」といわれ、尿を排泄させる臓器と考えられます。これは、現在の膀胱とほぼ同じイメージですので理解しやすいです。

[膀胱の使用される疾患]

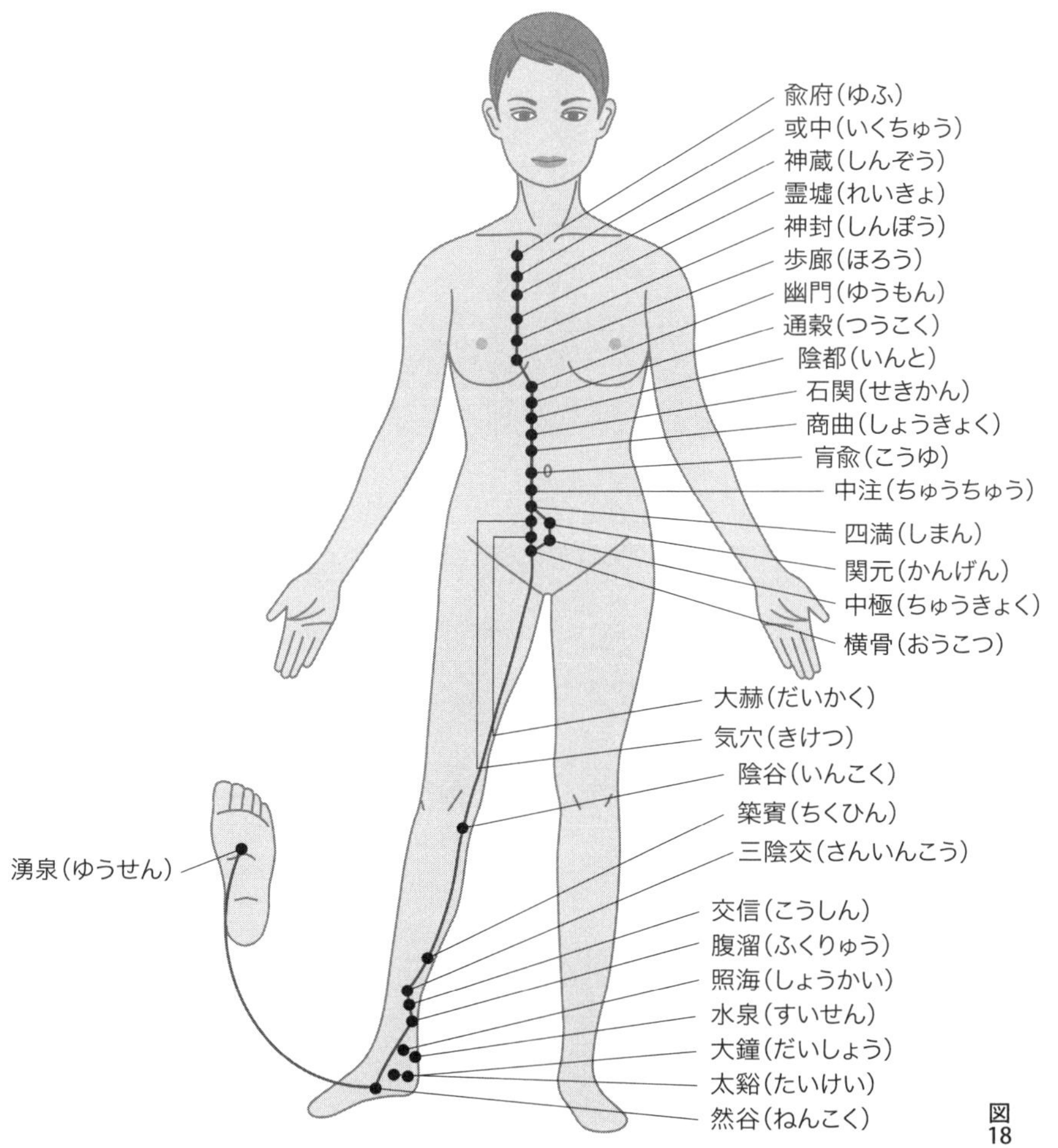

図18　腎経

内臓点―：腎が使用される疾患

1）YNSA 治療における土台として多くの疾患に使用

2）老化現象――視力低下、聴力低下、物忘れなど

3）下半身の問題――頻尿、下肢脱力、インポテンツなど

4）経絡に沿った痛み――脊柱、大腿部内側、足底の痛み

当然ですが、尿系のトラブルに使用されます。尿停滞、尿失禁、頻尿などです。そのほか、経絡に沿った痛みにも効果が高く、眼や後頚部、頭、背中、腰、ふくらはぎなどの痛みに使用されます（図19）。

内臓点三：心包

心包は「臣使の官」とよばれ、君主である心を守る外衛と考えられています。西洋医学には存在しませんが、心内外膜といった所でしょうか。

基本的役割は内臓点四の心と同じです。

［心包の使用される疾患］

内臓点四を参照ください。基本的には心と同じように使用されます（図20）。

内臓点四：心

心は「君主の官」といわれ、精神の中枢であり、すべての精神活動は心により統率されているといわれます（図21）。

また、現代医学と同じで、心は血液を循環させる基本とされ、心が弱れば、血液循環も滞り元気を失うと考えられています。

内臓点二：膀胱が使用される疾患

1）尿系の問題——頻尿、尿失禁、尿停滞

2）経絡に沿った痛み——背部の痛み

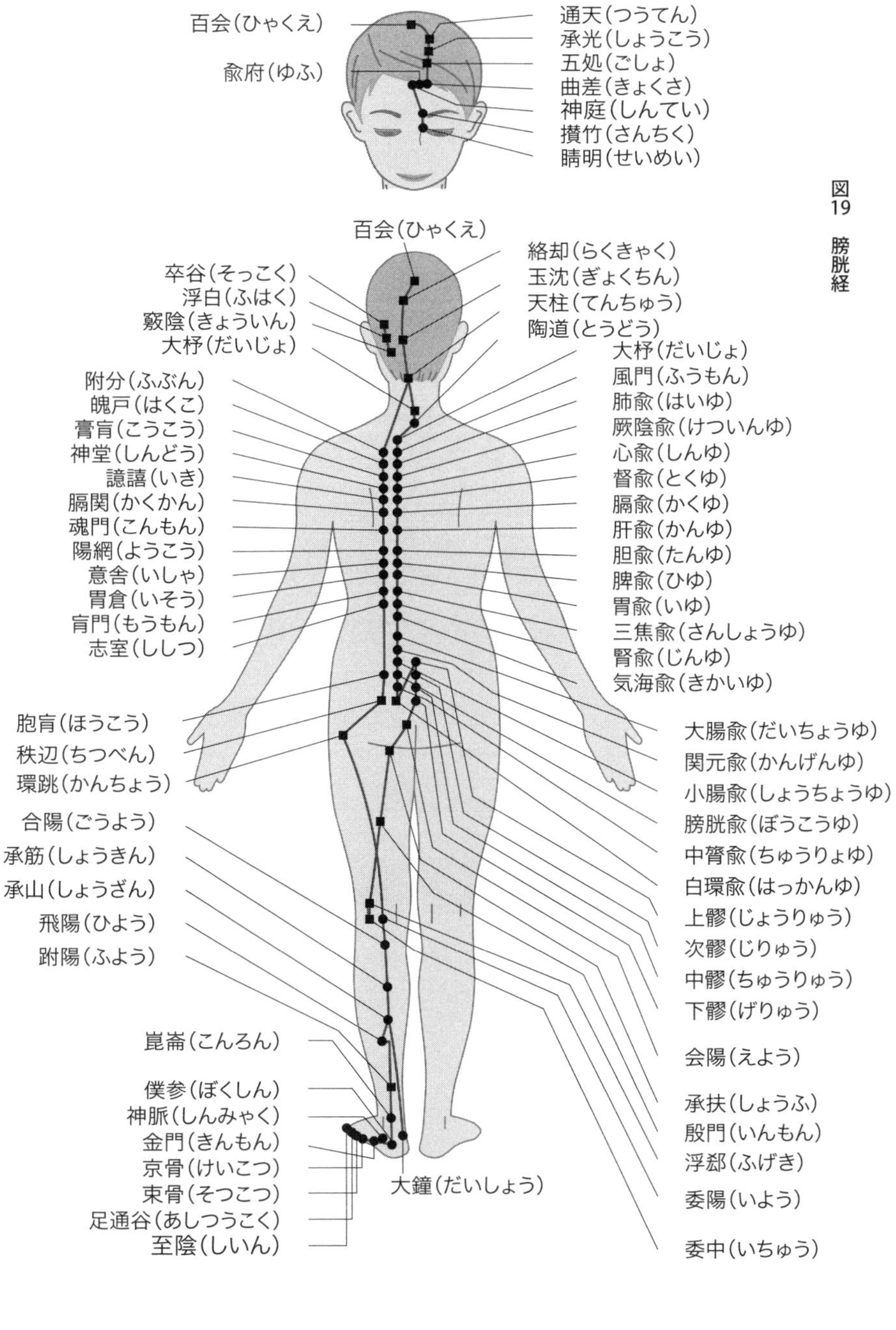
百会（ひゃくえ）
兪府（ゆふ）
通天（つうてん）
承光（しょうこう）
五処（ごしょ）
曲差（きょくさ）
神庭（しんてい）
攅竹（さんちく）
睛明（せいめい）
百会（ひゃくえ）
卒谷（そっこく）
浮白（ふはく）
竅陰（きょういん）
大杼（だいじょ）
絡却（らくきゃく）
玉沈（ぎょくちん）
天柱（てんちゅう）
陶道（とうどう）
大杼（だいじょ）
風門（ふうもん）
肺兪（はいゆ）
厥陰兪（けついんゆ）
心兪（しんゆ）
督兪（とくゆ）
膈兪（かくゆ）
肝兪（かんゆ）
胆兪（たんゆ）
脾兪（ひゆ）
胃兪（いゆ）
三焦兪（さんしょうゆ）
腎兪（じんゆ）
気海兪（きかいゆ）
附分（ふぶん）
魄戸（はくこ）
膏肓（こうこう）
神堂（しんどう）
譩譆（いき）
膈関（かくかん）
魂門（こんもん）
陽綱（ようこう）
意舎（いしゃ）
胃倉（いそう）
肓門（もうもん）
志室（ししつ）
胞肓（ほうこう）
秩辺（ちつべん）
環跳（かんちょう）
合陽（ごうよう）
承筋（しょうきん）
承山（しょうざん）
飛陽（ひよう）
跗陽（ふよう）
大腸兪（だいちょうゆ）
関元兪（かんげんゆ）
小腸兪（しょうちょうゆ）
膀胱兪（ぼうこうゆ）
中膂兪（ちゅうりょゆ）
白環兪（はっかんゆ）
上髎（じょうりゅう）
次髎（じりゅう）
中髎（ちゅうりゅう）
下髎（げりゅう）
会陽（えよう）
承扶（しょうふ）
殷門（いんもん）
浮郄（ふげき）
委陽（いよう）
委中（いちゅう）
崑崙（こんろん）
僕参（ぼくしん）
神脈（しんみゃく）
金門（きんもん）
京骨（けいこつ）
束骨（そつこつ）
足通谷（あしつうこく）
至陰（しいん）
大鐘（だいしょう）

図19　膀胱経

［心の使用される疾患］

前述からすると、YNSAを行うにあたり「精神疾患」に「心」を使うことがありそうですが、そのような使用はほとんどありません。それは、精神疾患の方の首診において「心」が反応している方はほとんどいらっしゃらないからです。ちなみに、いわゆる中国鍼灸でも、心経が精神疾患に用いられることはほとんどありません。

YNSAで最も使用される疾患としては心経の経絡に沿った痛み（鎖骨下や、季肋部、前腕内側など）

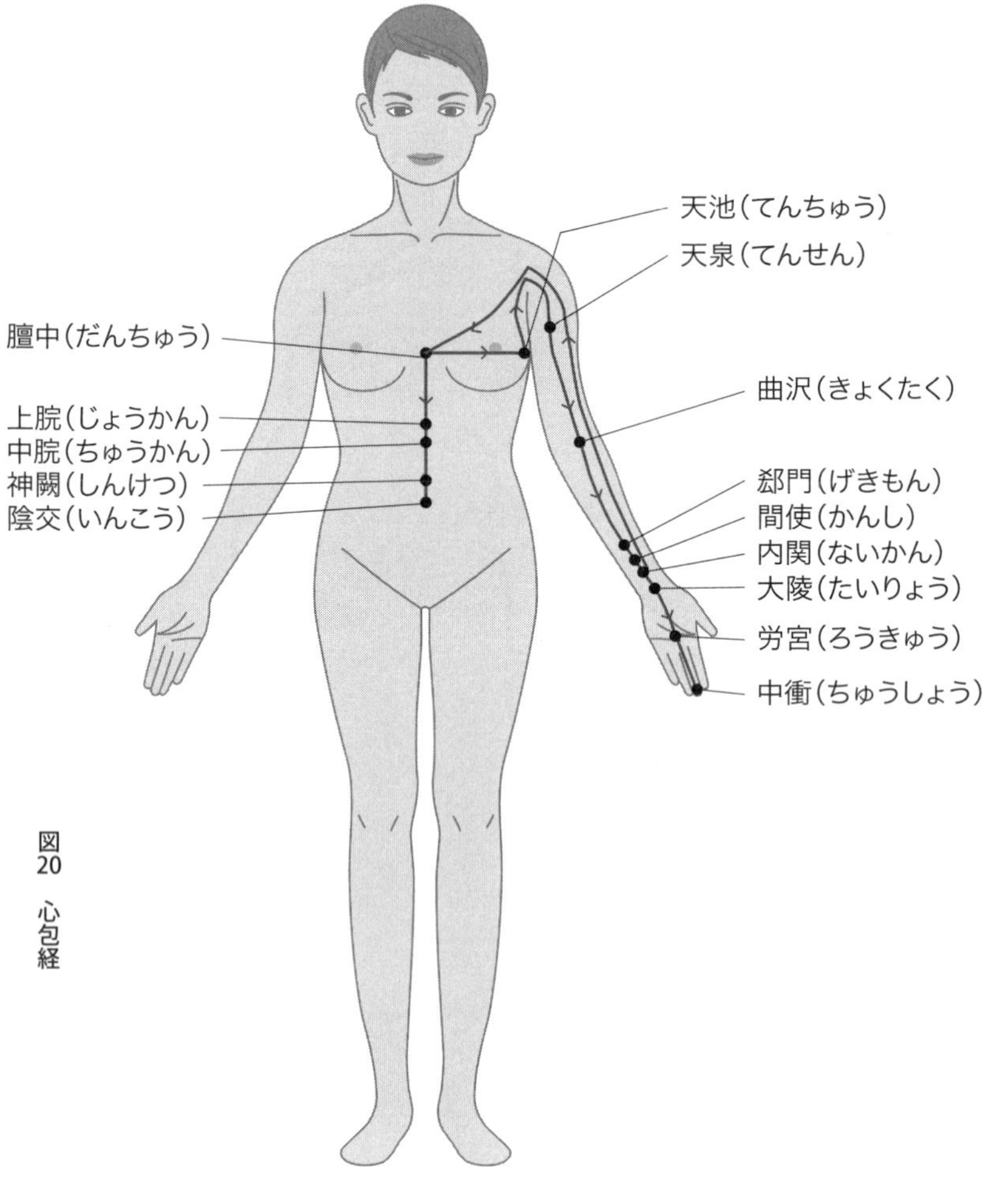

図20　心包経

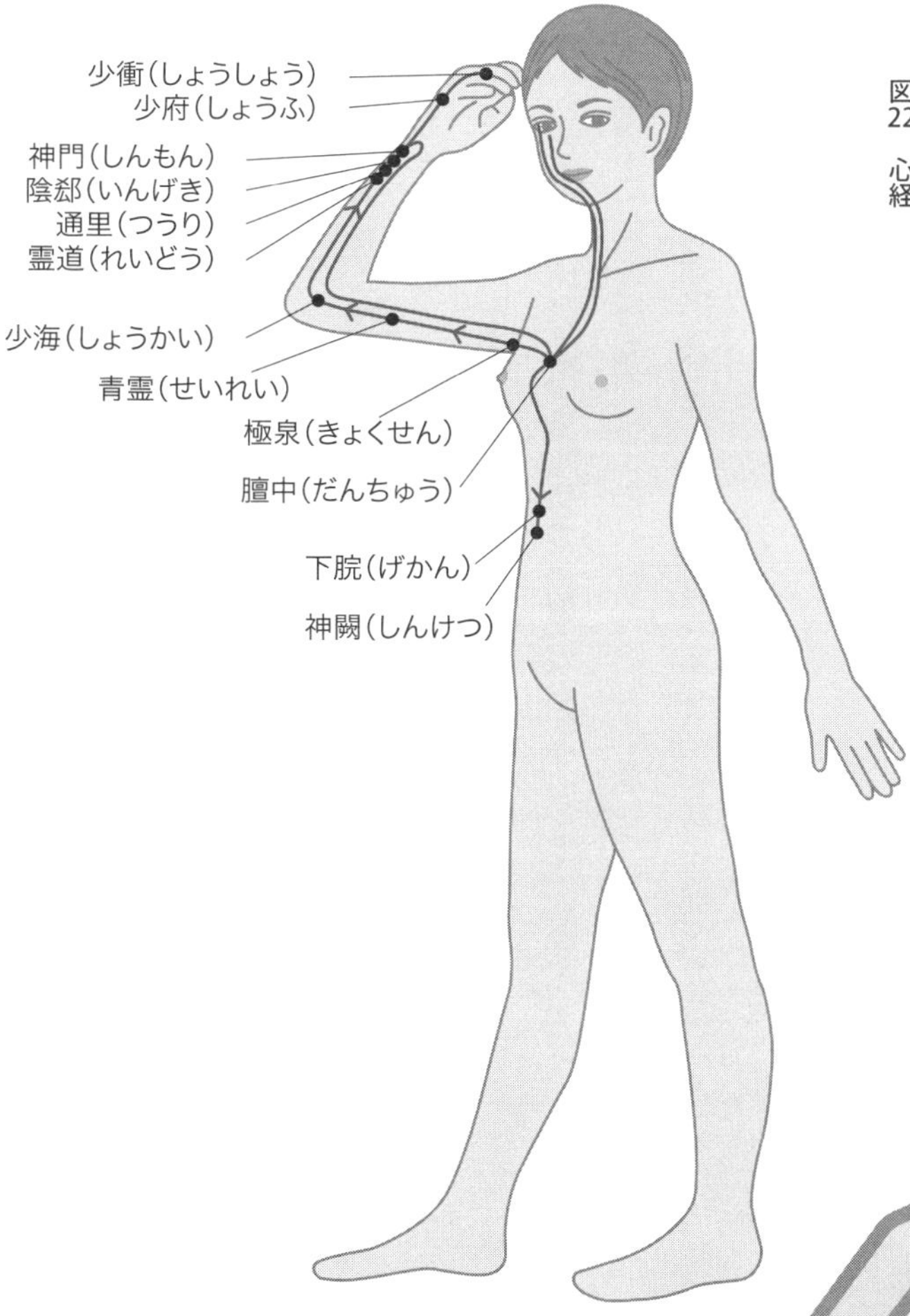

図22　心経

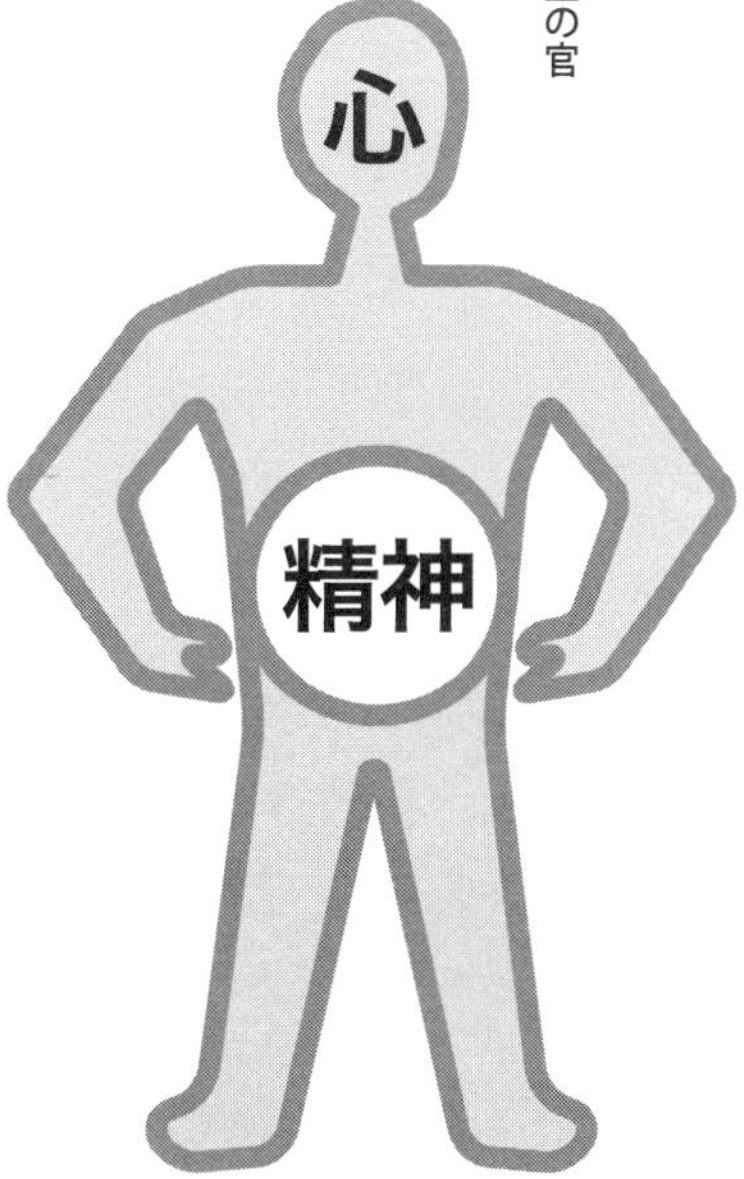

図21　君主の官

内臓点三・四：心包・心が使用される疾患

1）循環器疾患――動悸、息切れ、不整脈など

2）経絡に沿った痛み――鎖骨下、季肋部、前腕内側

（図22）、や動悸、息切れ（これは精神的なものも含め）などです。それほど使用は多くない印象です。

内臓点五：胃

胃は、脾と表裏一体の関係と考えられており、ともに「倉廩《そうりん》の官」と呼ばれ、飲食物の消化吸収をつかさどるとされます。これも現代医学と相違ありません。

［胃の使用される疾患］

ＹＮＳＡにおいては胃腸関係の疾患が主になります。嘔気、嘔吐の強い方が、この胃点のみで驚くほどの改善を見るのはよくあることです。そのほか、経絡の流れに沿った痛みなどにも時折使用されます（図23）。

内臓点六：三焦

三焦は「決瀆《けっとく》の官」といわれます。これは、溝を切り開いて水を流す役人という意味を持ちます。実在しない臓器のため、イメージしにくいのですが、東洋医学で大切とされる「気・血・水」を全身にめぐらせ、体内の水路を整え、不要物質を尿、便として排泄するという総合的機能

内臓点五：胃が使用される疾患

1）消化器疾患――胃もたれ、嘔気、嘔吐など
2）経絡に沿った痛み

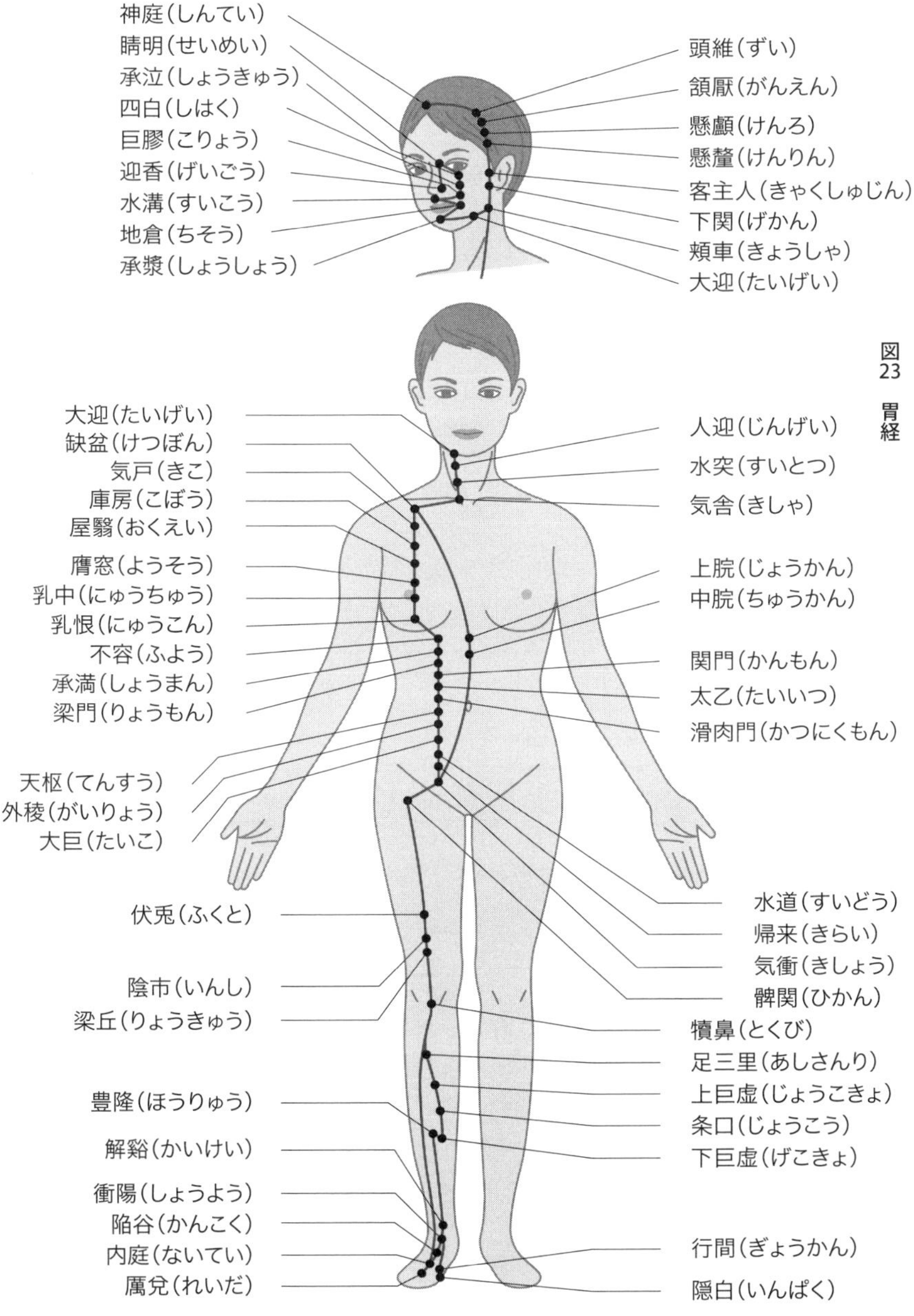
神庭（しんてい）
睛明（せいめい）
承泣（しょうきゅう）
四白（しはく）
巨髎（こりょう）
迎香（げいごう）
水溝（すいこう）
地倉（ちそう）
承漿（しょうしょう）
頭維（ずい）
頷厭（がんえん）
懸顱（けんろ）
懸釐（けんりん）
客主人（きゃくしゅじん）
下関（げかん）
頬車（きょうしゃ）
大迎（たいげい）
大迎（たいげい）
缺盆（けつぼん）
気戸（きこ）
庫房（こぼう）
屋翳（おくえい）
膺窓（ようそう）
乳中（にゅうちゅう）
乳根（にゅうこん）
不容（ふよう）
承満（しょうまん）
梁門（りょうもん）
天枢（てんすう）
外稜（がいりょう）
大巨（たいこ）
人迎（じんげい）
水突（すいとつ）
気舎（きしゃ）
上脘（じょうかん）
中脘（ちゅうかん）
関門（かんもん）
太乙（たいいつ）
滑肉門（かつにくもん）
水道（すいどう）
帰来（きらい）
気衝（きしょう）
髀関（ひかん）
伏兎（ふくと）
陰市（いんし）
梁丘（りょうきゅう）
犢鼻（とくび）
足三里（あしさんり）
上巨虚（じょうこきょ）
条口（じょうこう）
下巨虚（げこきょ）
豊隆（ほうりゅう）
解谿（かいけい）
衝陽（しょうよう）
陥谷（かんこく）
内庭（ないてい）
厲兌（れいだ）
行間（ぎょうかん）
隠白（いんぱく）

図23　胃経

を持つと考えられます。

少し難しいので、私は簡単に「三焦は臓器の外衛であり、各臓器の働きを補佐するもの」と理解しています（図24、25）。

[三焦の使用される疾患]

ＹＮＳＡにおいては、経絡に沿った痛みに使用されることがほとんどです（図26）。それ以外は、首診で必要に応じて使用すればよいと考えています。

内臓点七：小腸

小腸は「受盛の官」といわれ、胃で消化されたものを受理し、栄養分と不要分に分けるとされ、現在の臓器的な理解とほぼ同じです。

[小腸の使用される疾患]

胃腸炎や経絡に沿った痛みに対し使用されます（図27）。また、ＹＮＳＡのみの特徴と

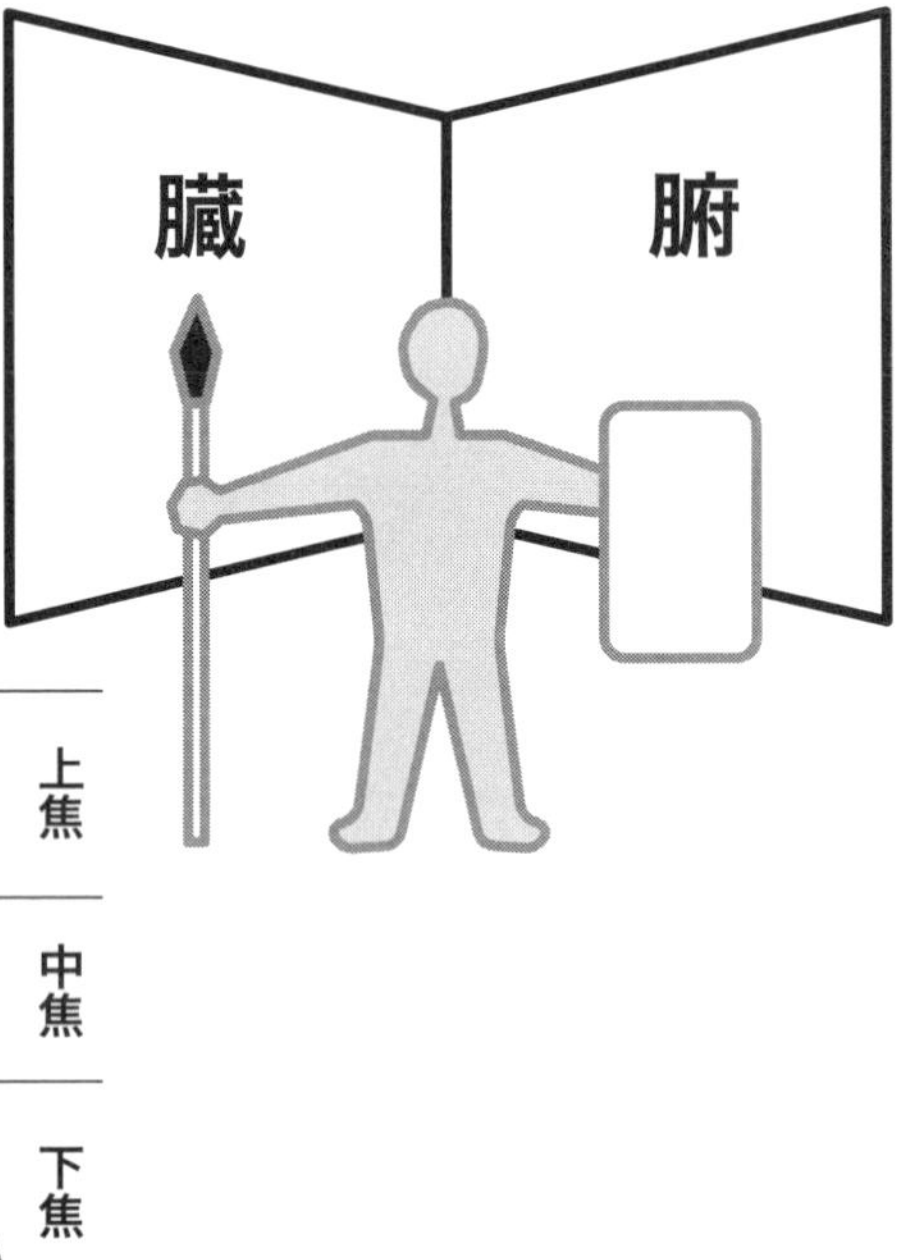

図24　決瀆の官

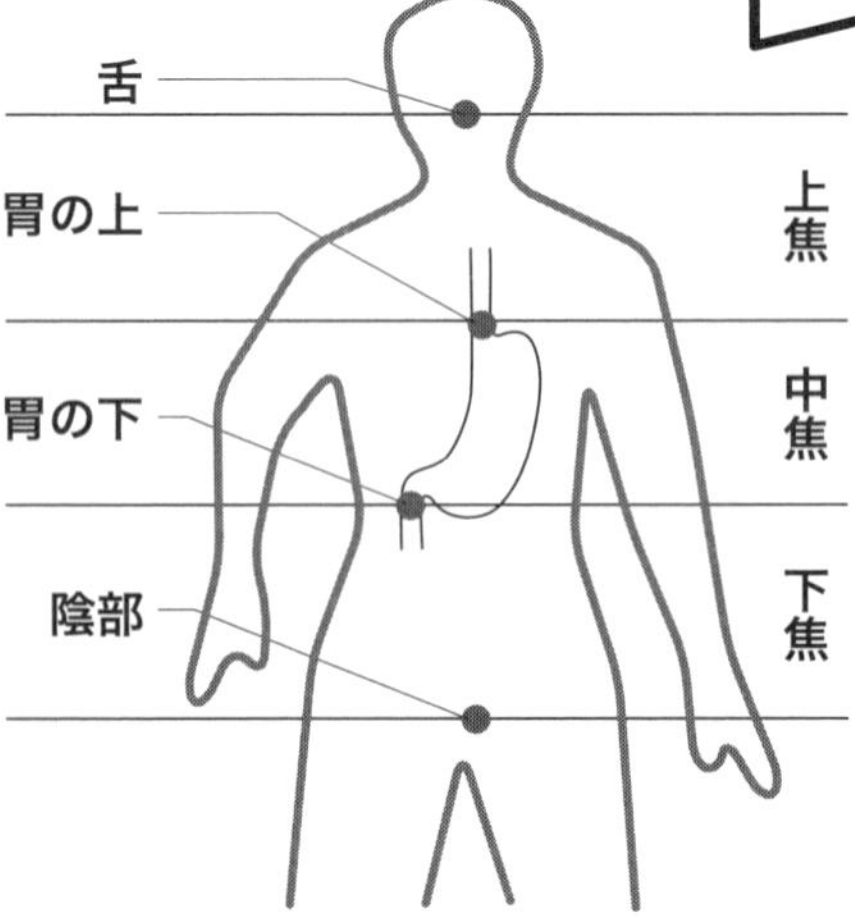

図25　臓器の外衛

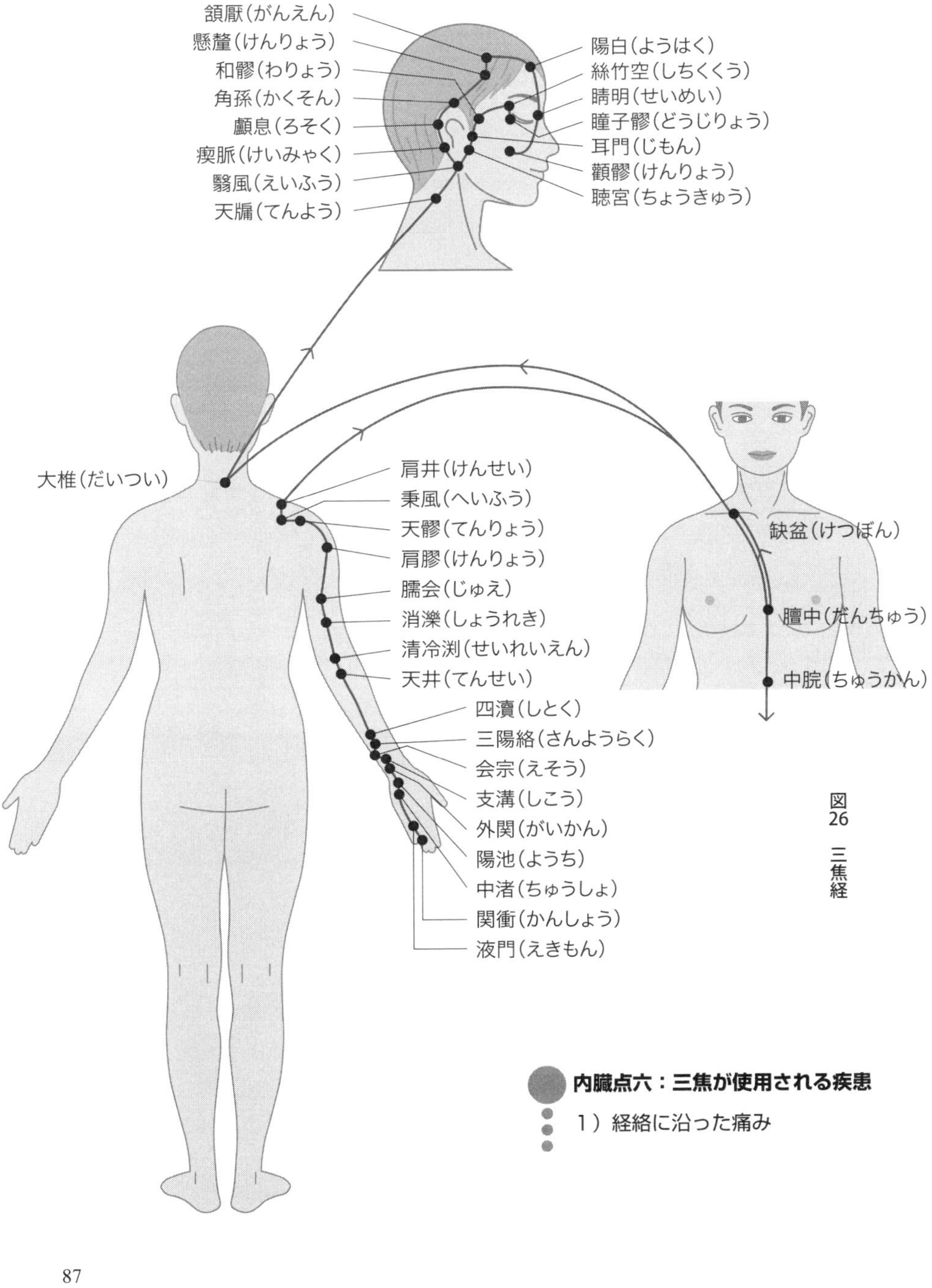

図26　三焦経

内臓点六：三焦が使用される疾患

1）経絡に沿った痛み

して、「どこの痛みであれ、外的圧力のかかった痛み」においては、小腸と大腸を使用することが多いです。

どういうことかといいますと、例えば高い所からの転落による腰痛があったとします。このような場合、いわゆる脊柱の治療だけでは効果が乏しいことが時折見られるのです。この際、首診を行うと内臓、特に大腸、小腸が反応することが多く、この部位の刺鍼により、治療効果がぐっと高くなります。これは、外的圧力において内臓器も障害を受けるのではないかと考えます。特に腹腔内で最も広範囲を占める小腸、大腸が影響を受け、この両者が西洋医学的には問題を認めなくても、全体のバランスとして、不均衡を生じており治療を必要とするのではないでしょうか?

よって、YNSAで腰痛、首痛などの治療効果が乏しい場合「転落や追突などの事故はなかったか?」という問診を行うことで、突破口を切り開けることがあることを覚えておいてください。

内臓点八:脾/膵
東洋医学において「膵」は存在しません。しかし、この「脾」が「膵疾患」に効果を示すことがあるためYNSAにおいては内臓点八を「脾

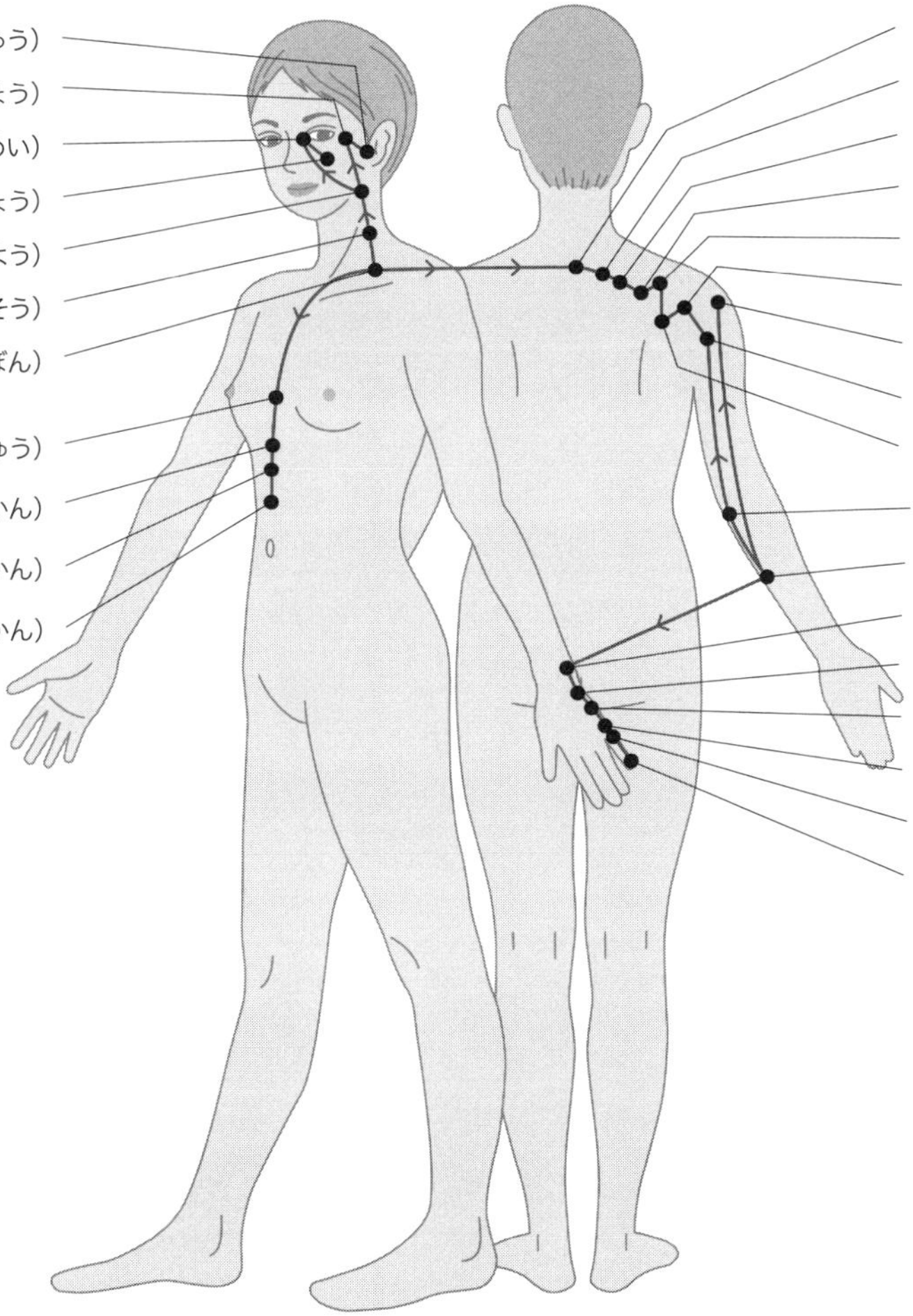

図27　小腸経

内臓点七：小腸が使用される疾患

1）経絡に沿った痛み
2）腸疾患——胃腸炎など
3）転落などの外的圧力による痛み

および膵」と捉えています。
そもそも東洋医学における「脾」は西洋医学と異なり、「胃」の所に記載しましたように「消化吸収器官」の一つと考えられています。よって、大きくは「消化器官の一部」と考えていただければよいです。

［脾／膵の使用される疾患］

消化器疾患において、ＹＮＳＡでは胃、小腸、大腸より使用される頻度は低いです。

面白い使われ方としては慢性疾患の代表である「糖尿病」です。糖尿病は膵臓にあるβ細胞からインスリンの放出が低下していることが、原因となることが多いです。このようなタイプの糖尿病においては、この膵（脾）が首診で反応していることが多く、刺鍼による治療を試みることがあります。

ただし、効果においては、糖尿病を薬なしで治療する場合、生活指導も同時にスタートしているため、ＹＮＳＡのみの効果がどれほどなのかは正確には把握できていません。今後の研究課題だと思います。

このほかは経絡に沿った痛み、特徴的には脾経が舌根から舌下に分布する性質から、舌および口腔内の問題に使用されることが時折あります（図28）。

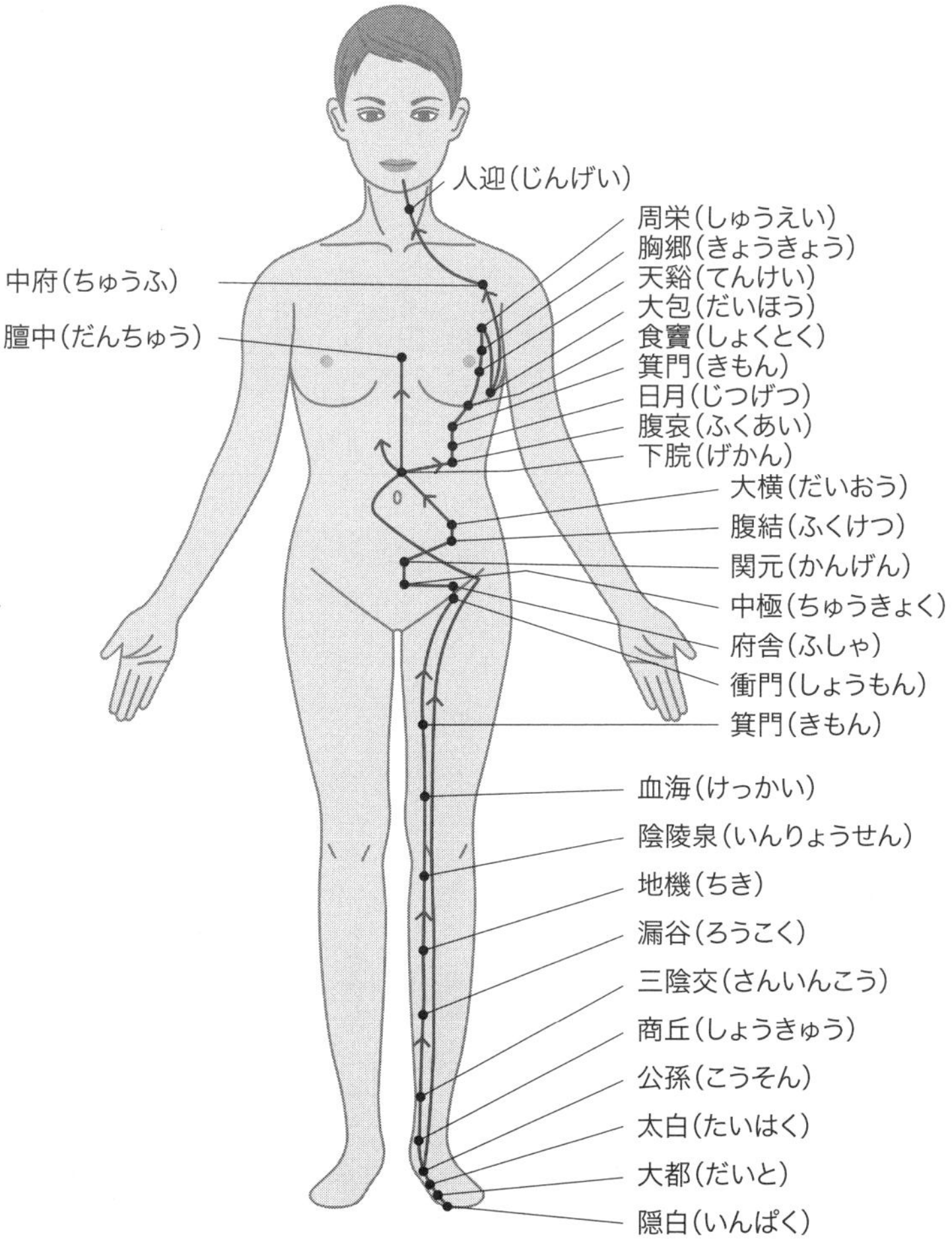

図28　脾経

内臓点八：脾／膵が使用される疾患

1）経絡に沿った痛み——舌および口腔内の問題

2）消化器系の問題

3）膵疾患——糖尿病の可能性

内臓点九：肺

「相傳《そうふ》の官」といわれ、「天空の気」を吸入、生成する場所であると考えられます。

「気」の話は西洋医学では受け入れられにくい概念ですが、議論をしますと、とかく時間がかかりますので、「息を吸うことにより気を取り入れる場所」としての肺と考えていただければ良いかと思います（図29）。

さらに、この空気の通り道である鼻には特に影響を持つと考えられています。

［肺の使用される疾患］

これは七四頁に記載しましたので省略します。

内臓点十：肝

肝は「将軍の官」と呼ばれ、思慮、計謀をつかさどるとされます。つまり、肝は思考思索の中心をなす臓器と考えられています。つまり

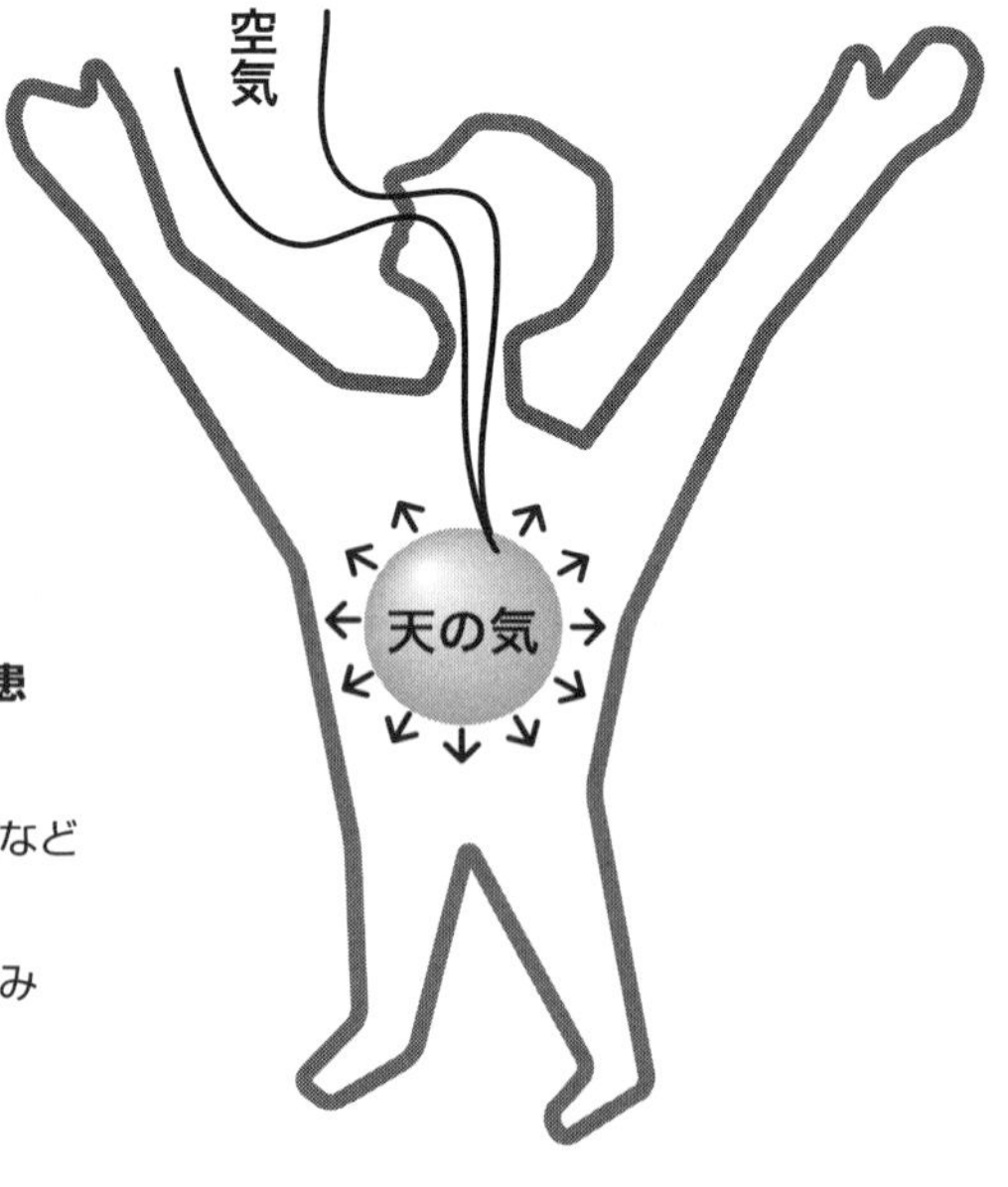

図29　相傳の官

内臓点九：肺が使用される疾患

1）呼吸器疾患
――喘息、感冒、気管支炎など
2）経絡に沿った痛み
――鎖骨上窩・腕内側の痛み

「肝っ玉の据わった人」と表現される肝っ玉は肝を指します（図30）。

また肝は、血、筋、爪、眼などとも関係するといわれています。

［肝の使用される疾患］

ＹＮＳＡで最も使用されるのは「精神疾患」においてです。自律神経失調症、うつ病など、精神疾患で悩まれている方はほとんど首診でこの「肝」に問題を持っていることが多いです。

このほかは経絡に沿った痛みなどです（図31）。これまで眼の疾患では感覚点の眼で解決することが多く使用されることもあまりありませんでしたが、臓器的性質上、今後検討していく価値はあると思っています。

また、「慢性肝炎」など実際の肝疾患にも首診の反応を確認した上で使用します。

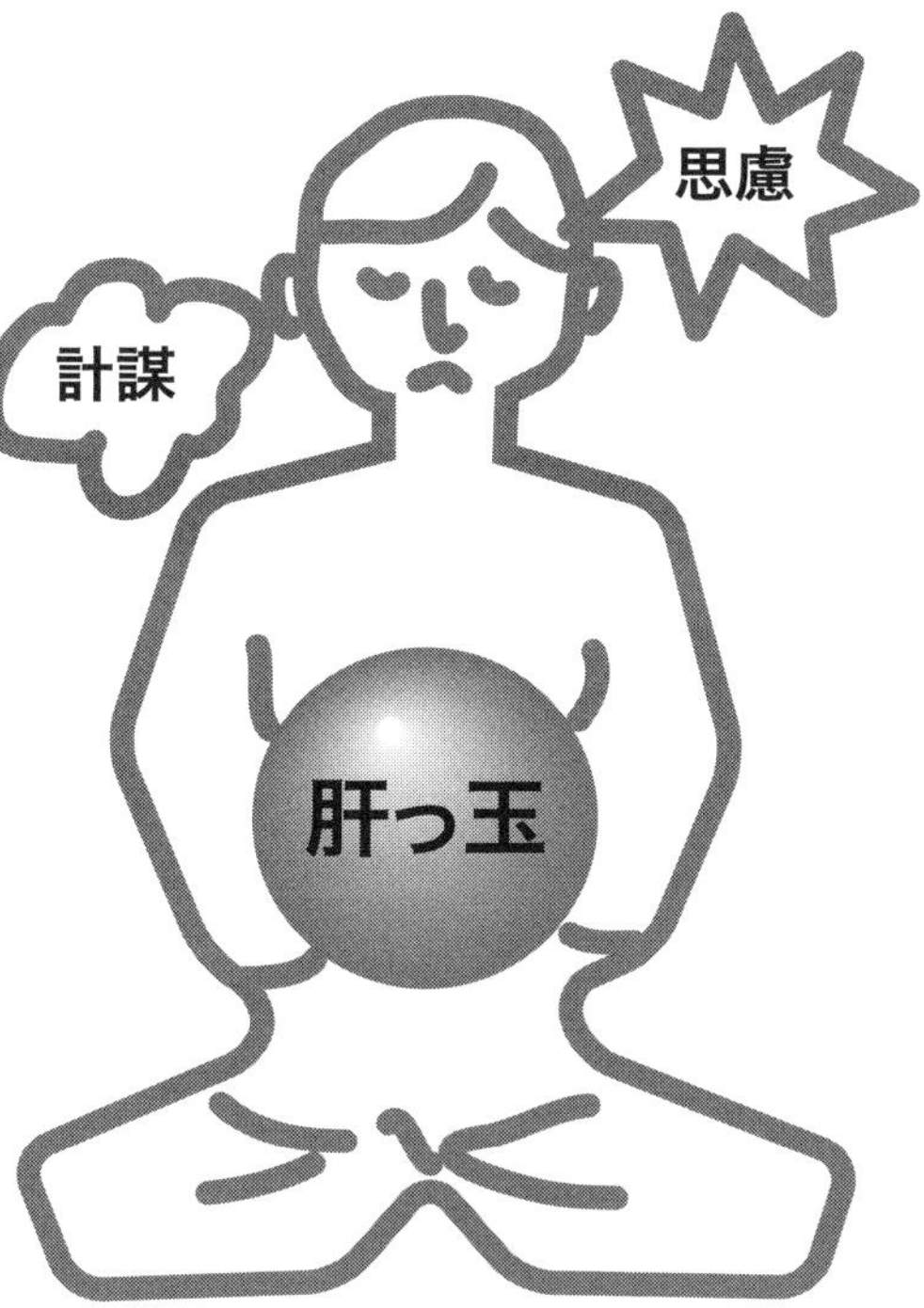

図30　将軍の官

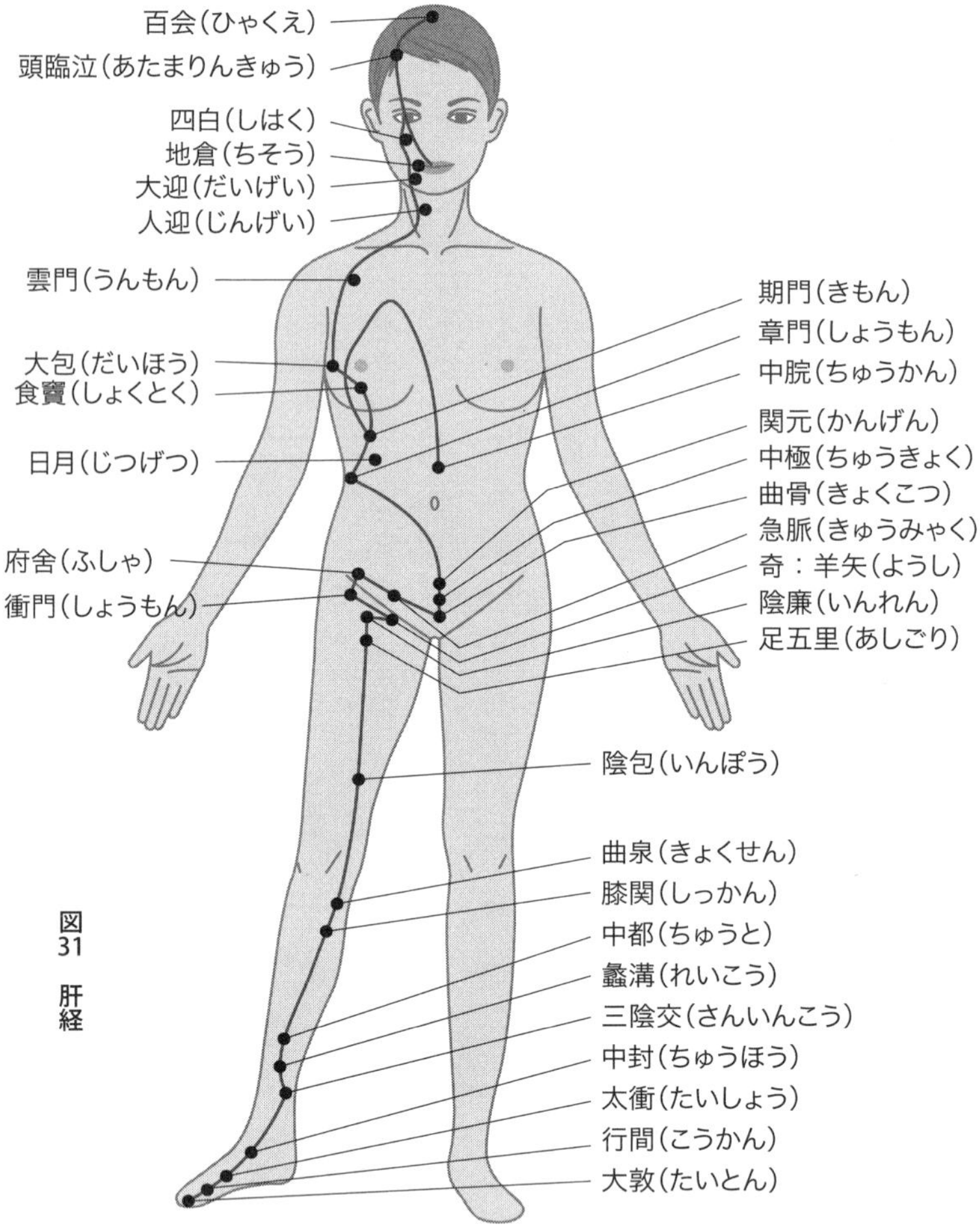

図31　肝経

内臓点十：肝が使用される疾患

1）精神疾患——自律神経失調症、うつ病など

2）肝疾患

3）経絡に沿った痛み

内臓点十一：胆嚢

胆嚢は「中正の官」と呼ばれます。中正とは「正邪を見わけ、正を取り邪を追い払う」といった意味で、『素問』（東洋医学の名著とされる本）には「十一の臓、決を胆に取る」と書かれています。つまり人間の心の基底を形成し、すべての行動力の源泉となる臓器と考えられています。これは「肝」と表裏一体の関係を持ち、「肝が計画、思考」したものを「胆が実行に移す」と考えられています（図32）。

そのほか、胆は濁りのない正常な液体（現在の胆汁と考えてよいでしょう）を貯蔵、輸送するものともいわれています。

［胆の使用される疾患］

ＹＮＳＡでは、経絡から考え、側頭部や、首の後ろ、下半身の外側の痛みなどに使用されます（図33）。それ以外に、「精神」が作用している場合、肝のみで改善が乏しいとき「胆」も刺

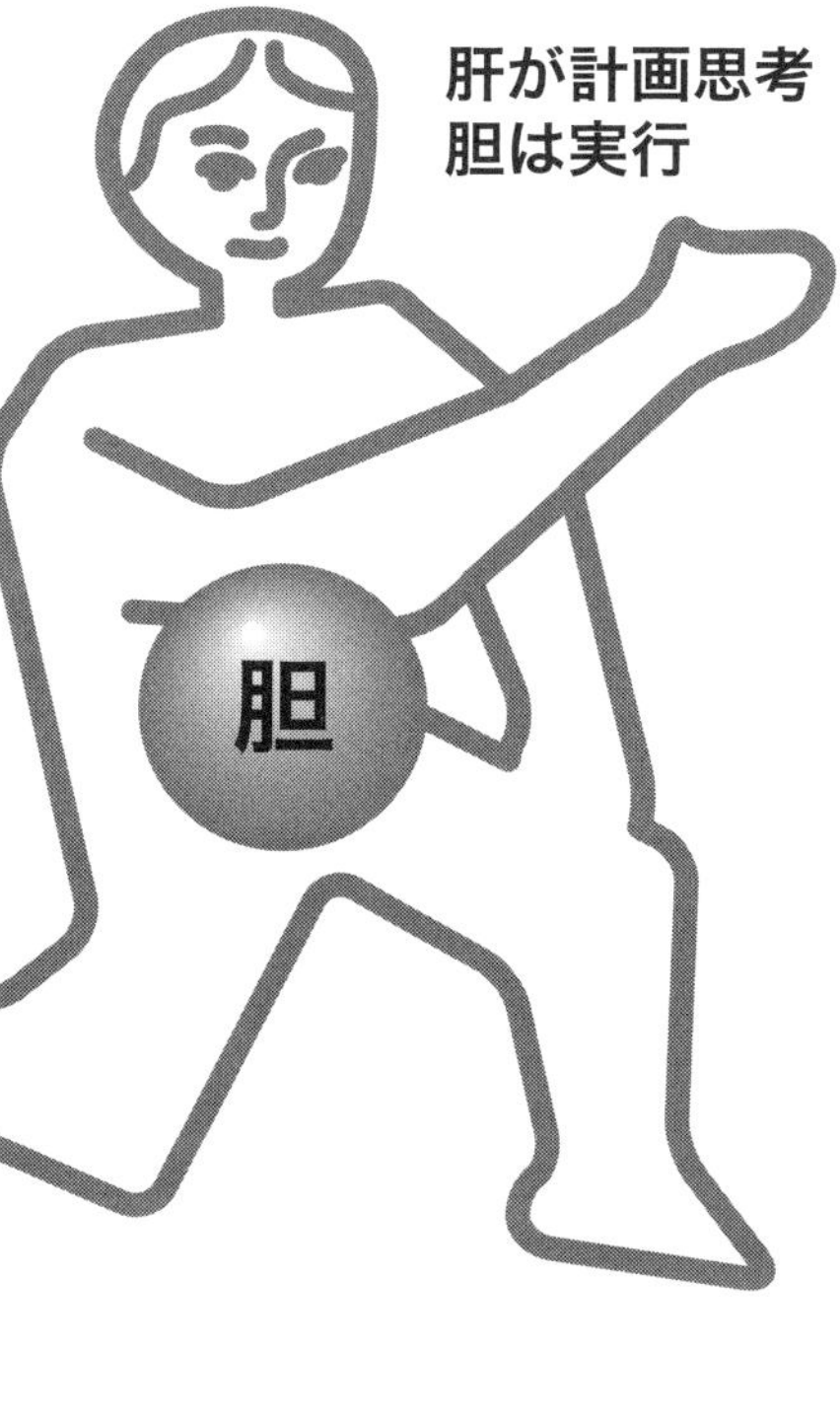

図32　中正の官

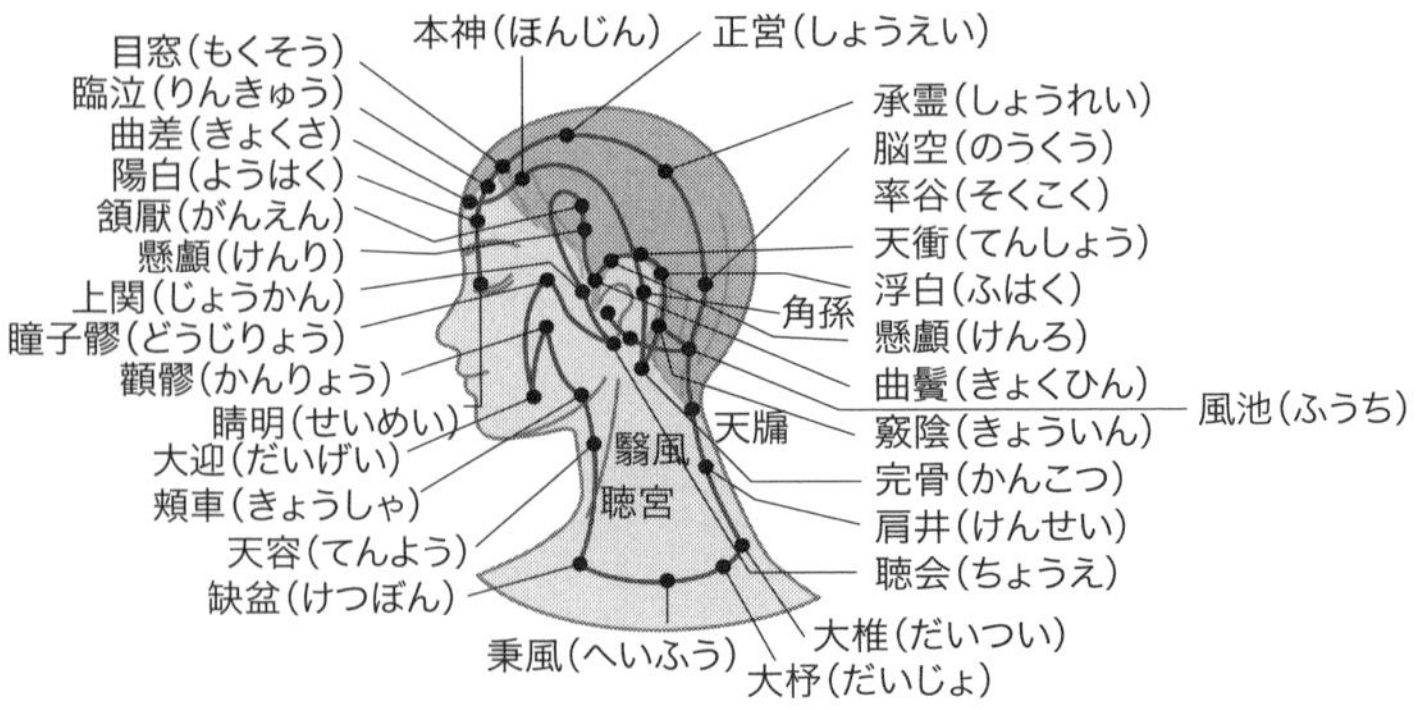

図33 胆経

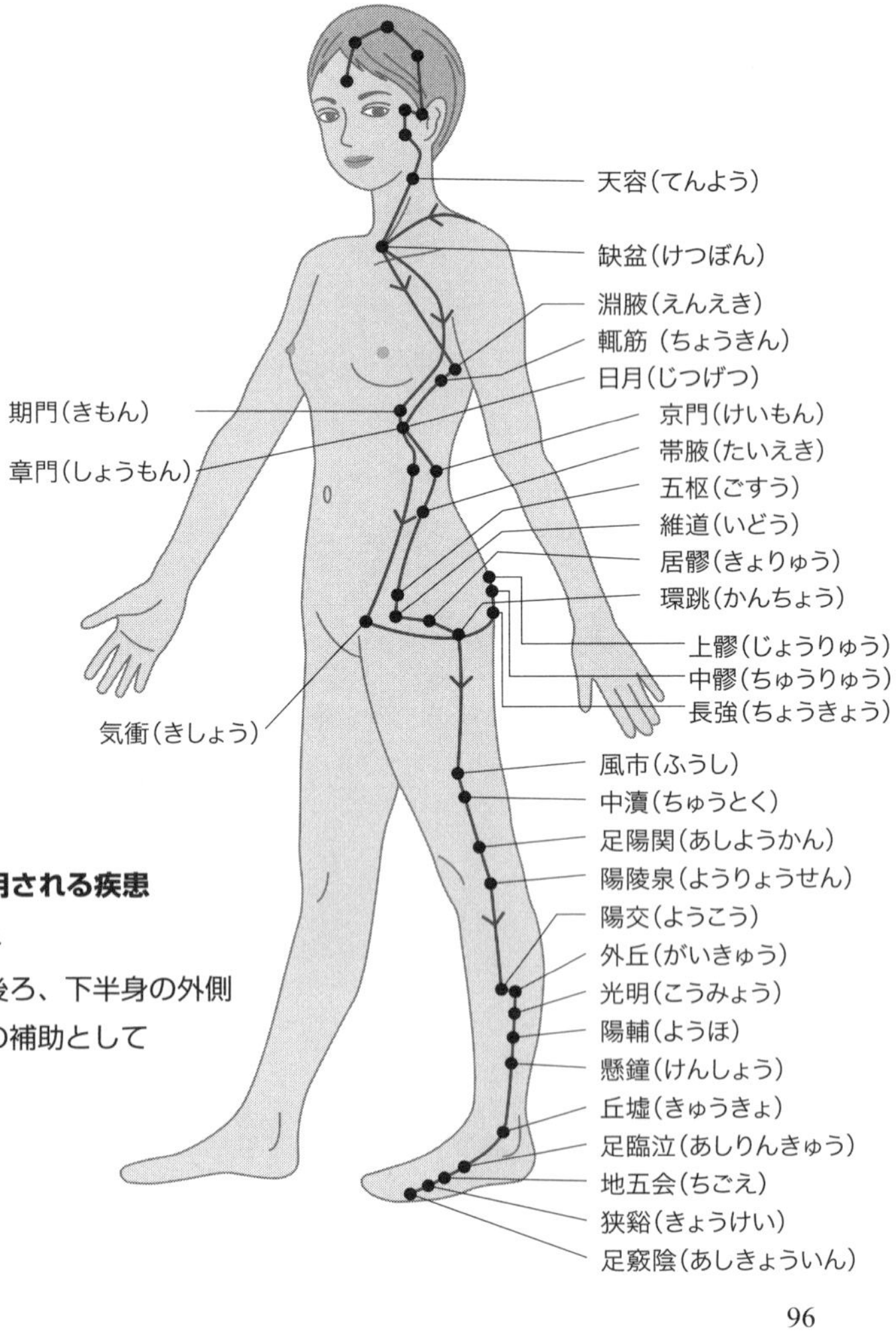

内臓点十一：胆が使用される疾患

1）経絡に沿った痛み
——側頭部、首の後ろ、下半身の外側
2）精神疾患——肝の補助として
3）胆嚢疾患

鍼することがたびたびあります。ただ、しつこいですが、「精神疾患」＝「肝、胆」ではなく、あくまでも前記を理解した上で、「首診」で確認し、刺鍼を決定してください。

そのほかまた、胆嚢疾患にも使用可能と考えられています。

内臓点十二：大腸

大腸は「伝導の官」と呼ばれ、小腸からの飲食物の残渣を受けて運搬し、体外に排泄する消化過程の最終の腑、つまり現在の大腸とほぼ同じ概念です。

［大腸の使用される疾患］

ＹＮＳＡでは、経絡に沿った痛み、また消化器症状などに使用されます（図34）。また、小腸と同様外的圧力のかかった痛みにも使用されます。

以上、十二内臓点の簡単な説明です。

ただし、これはあくまでも一般的なものです。十二内臓点はあらゆる内臓の機能不全の適応はもとより、初級編の基本点、感覚点、脳点が用いられるすべての適応症にも有効です。

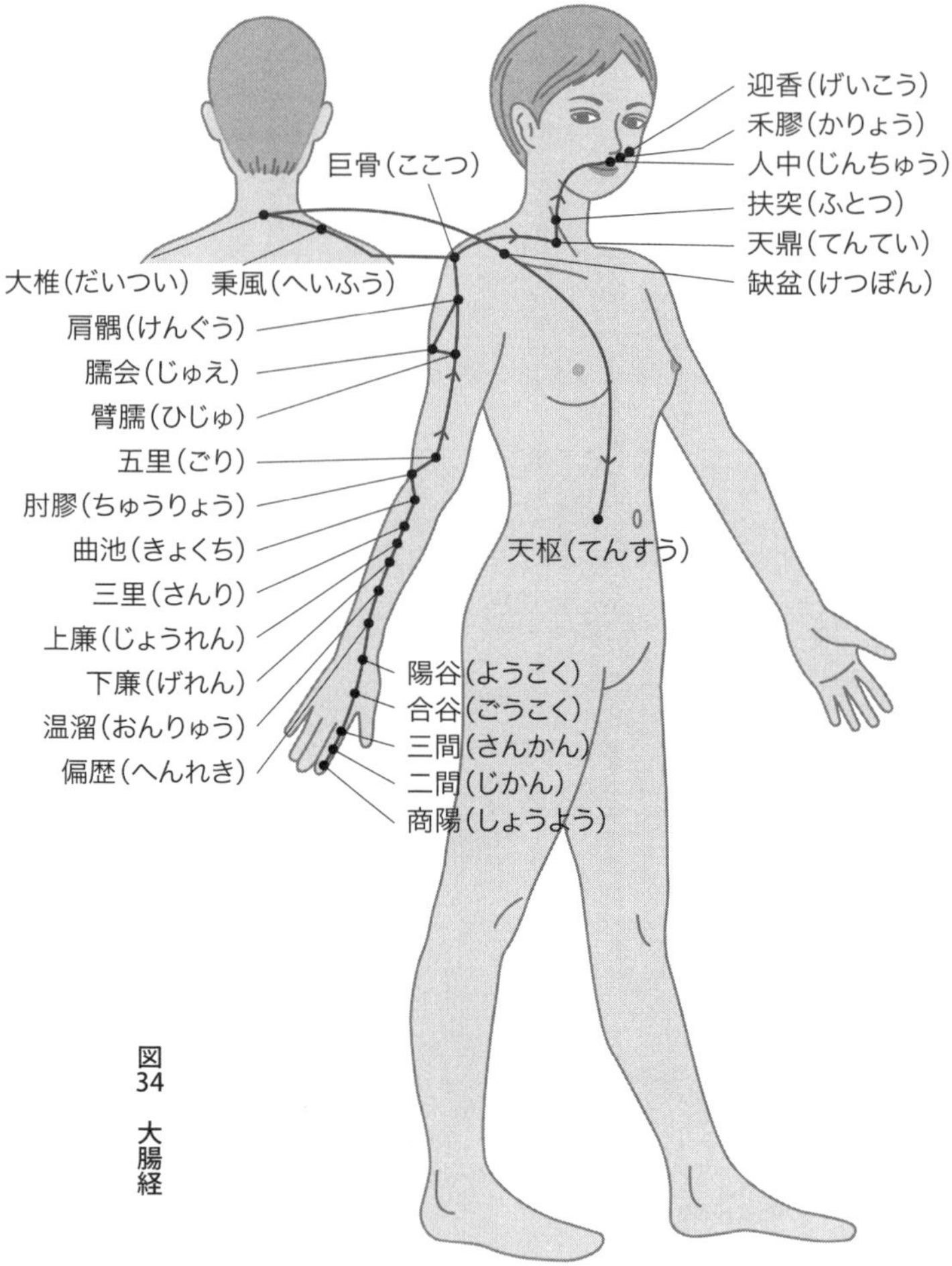

図34　大腸経

内臓点十二：大腸が使用される疾患

1）経絡に沿った痛み

2）腸疾患――胃腸炎など

3）転落など外的圧力による痛み

上記以外にも、十二内臓点はあらゆる運動性、機能性障害、さらに心理的な障害も治療できます。

つまり「可逆的な状態に対しては、治療の可能性はほとんど限界はない」と考えます。

今後、さらなる進歩が期待できると考えています。

なお、大事なこととして「治療に際しては、所見の認められる首診診断部位より余分な鍼を用いるべきではない」ということです。

手技を行っていますと、どうしても「さらに効果を上げたい」と思い、ややもすると鍼の本数が多くなる傾向にあります。

ただし、あくまでも首診に従い、首診で所見が消失している場合は、それ以上刺鍼すべきではありません。

そのことをくれぐれも肝に銘じてください。

2　十二脳神経・十二内臓点

十二内臓点は前述したように正中線の左右一センチメートル、髪際から頭頂部の約十二センチメートルの間にも存在します。

これは、内臓点一の腎から内臓点十二の大腸まで一センチメートル間隔で均等に並んでいます。

つまり、六九頁で述べた側頭部の十二内臓点のかわりに、この正中部を使用してもかまいません。

ただし、この一〜十二内臓点は、それと同時に十二脳神経とも対応しています。

以下にそのつながりを記載します（図35）。

内臓点一：腎＝第Ⅰ脳神経（知覚神経）〜嗅神経
内臓点二：膀胱＝第Ⅱ脳神経（知覚神経）〜視神経
内臓点三：心包＝第Ⅲ脳神経（運動神経）〜動眼神経

眼球における上直、下直、内直、下斜筋および上眼瞼挙筋に分布しています。
動眼神経障害：複視、内転障害、眼瞼下垂、調節障害などが起こります。つまりこのような場合、内臓点三＝動眼神経の刺鍼を試してみる価値があります。

内臓点四：心＝第Ⅳ脳神経（運動神経）〜滑車神経

眼球における上斜筋を支配します。動眼神経とともに傷害され

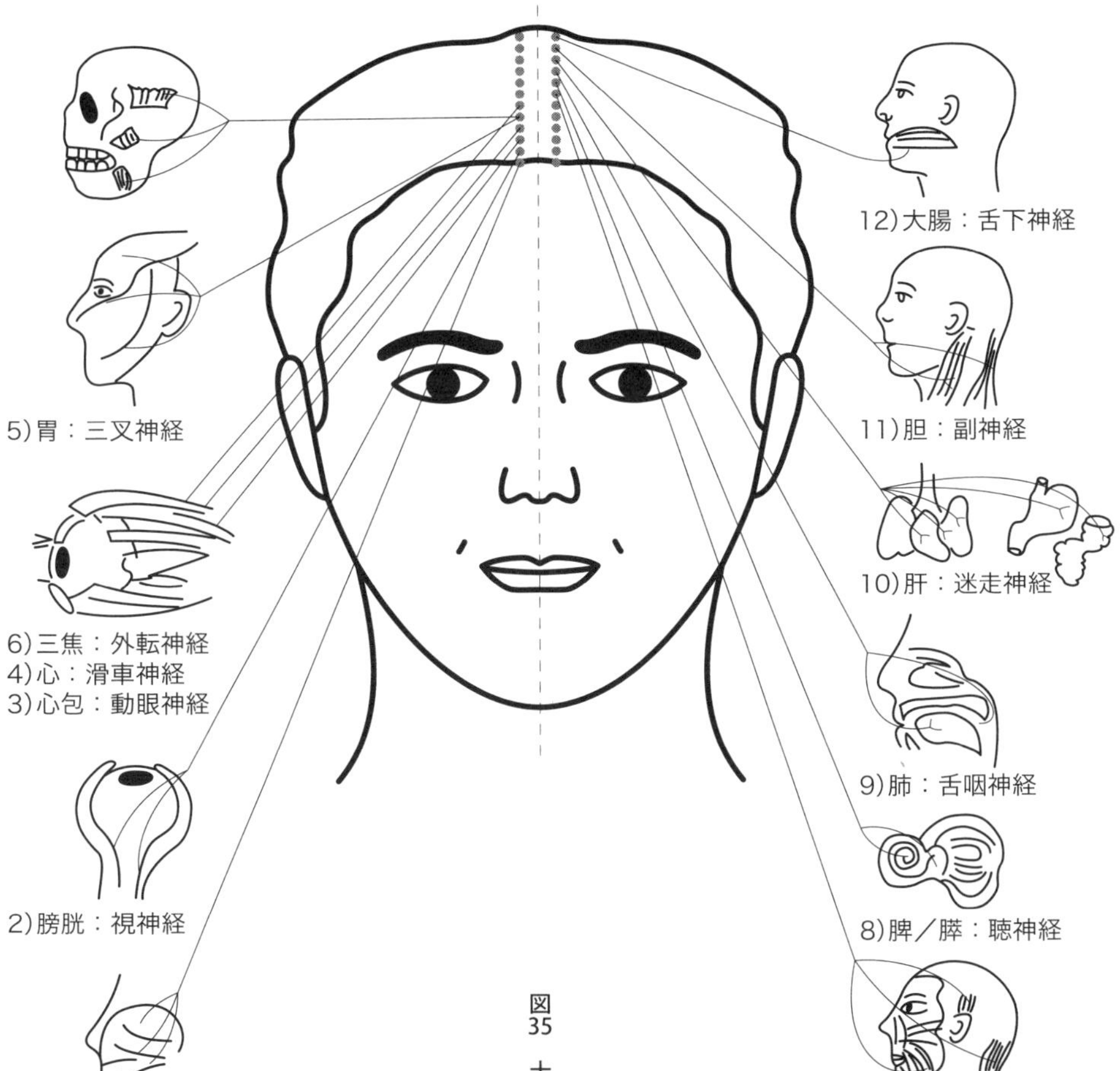

図35　十二内蔵点と十二脳神経とのつながり

ることが多いです。

滑車神経単独障害：上斜筋の障害により下方視、内方視による複視。

（順序が前後しますが）

内臓点六：三焦＝第Ⅵ脳神経（運動神経）～外転神経

眼球の外直筋を支配します。

外転神経障害：眼球内転と複視。

この脳神経Ⅰ～Ⅳ、およびⅥは内臓点としては使用しますが、脳神経症状として使うことはほとんどありません。なぜなら、一般診療において脳神経外科、眼科などの専門医でない医師が眼球運動障害、視力障害を診る機会がほとんどないからです。

今後ＹＮＳＡの広がりとともに検討されるべき課題と思います。

内臓点五：胃＝第Ⅴ脳神経（混合神経）～三叉神経

顔面の知覚（温痛覚、触覚など）と咀嚼筋の運動をつかさどります。

三叉神経障害：顔面（角膜、舌前三分の二等を含む）の知覚、温痛覚障害、咀嚼筋筋力低下などをきたします（図36）。

ＹＮＳＡでは原因不明の顔面の異常に時折使用されることがあります。

例えば三叉神経痛です。これは顔面の発作性の刺すような疼痛で、会話や歯磨きで誘発されることがあります。原因は中年以降では動脈や腫瘍の圧迫、若者では多発性硬化症などが考えられます。よって、この場合は、やはり必要に応じて画像検査など行い、それに応じて対応しますが、原因が不明の場合にＹＮＳＡの出番となります。

内臓点七：小腸＝第Ⅶ脳神経（混合神経）～顔面神経

顔面筋の運動、舌前三分の二の味覚、涙分泌（図37）。

顔面神経障害：顔面表情筋障害、味覚低下、涙分泌低下。

ＹＮＳＡでは原因不明の顔面筋の痙攣、顔面神経麻痺、味覚障害などで使用されますが、非常に効果が高いです。

私は、原因不明の味覚障害の患者さんを二名経験しましたが、この内臓点七および九（舌咽神経）を中心に治療して、二名とも

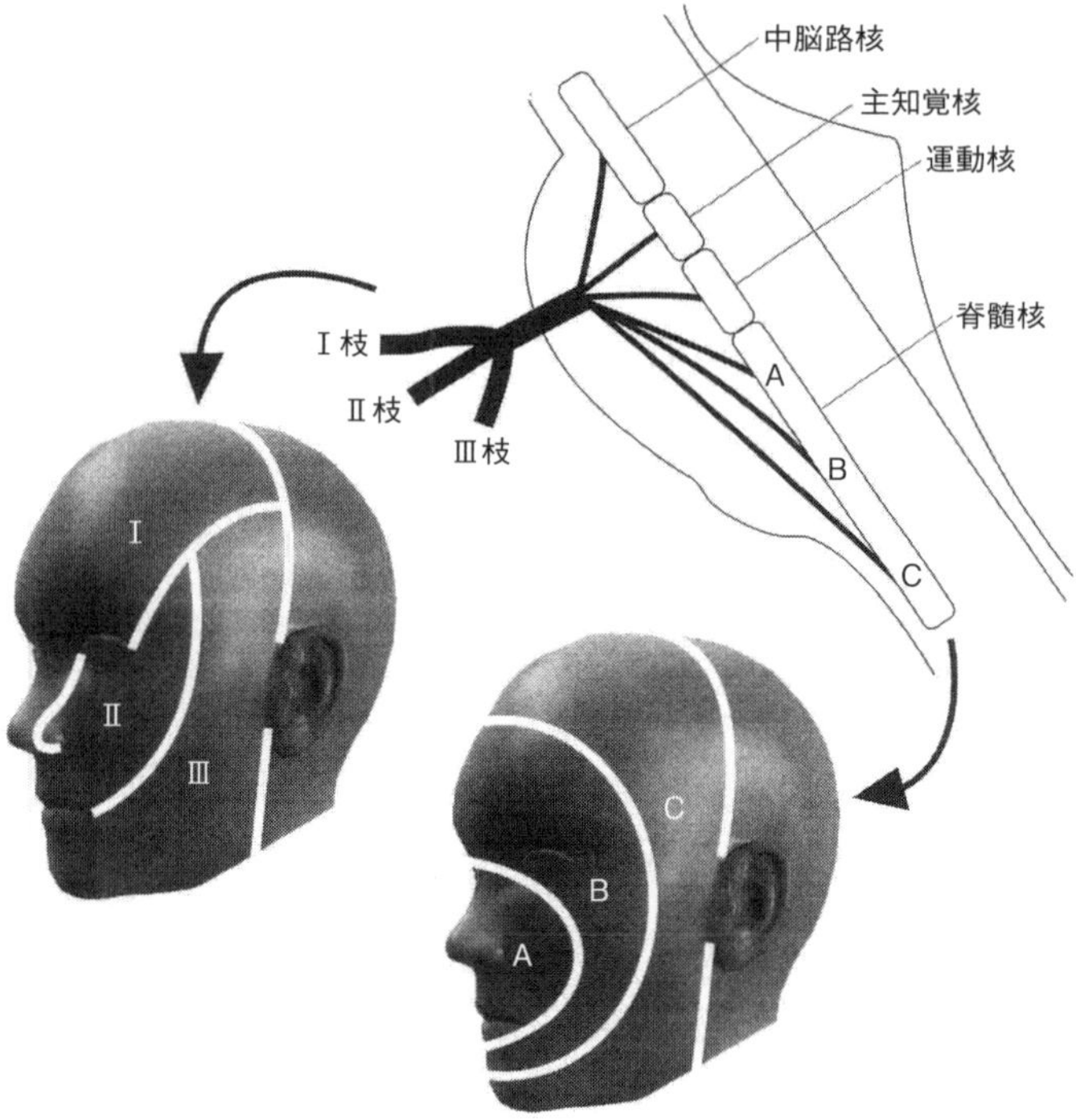

図36　三叉神経（核）の顔面感覚支配
出典：『Q＆Aとイラストで学ぶ神経内科』黒田康夫著、新興医学出版社、二〇〇三年

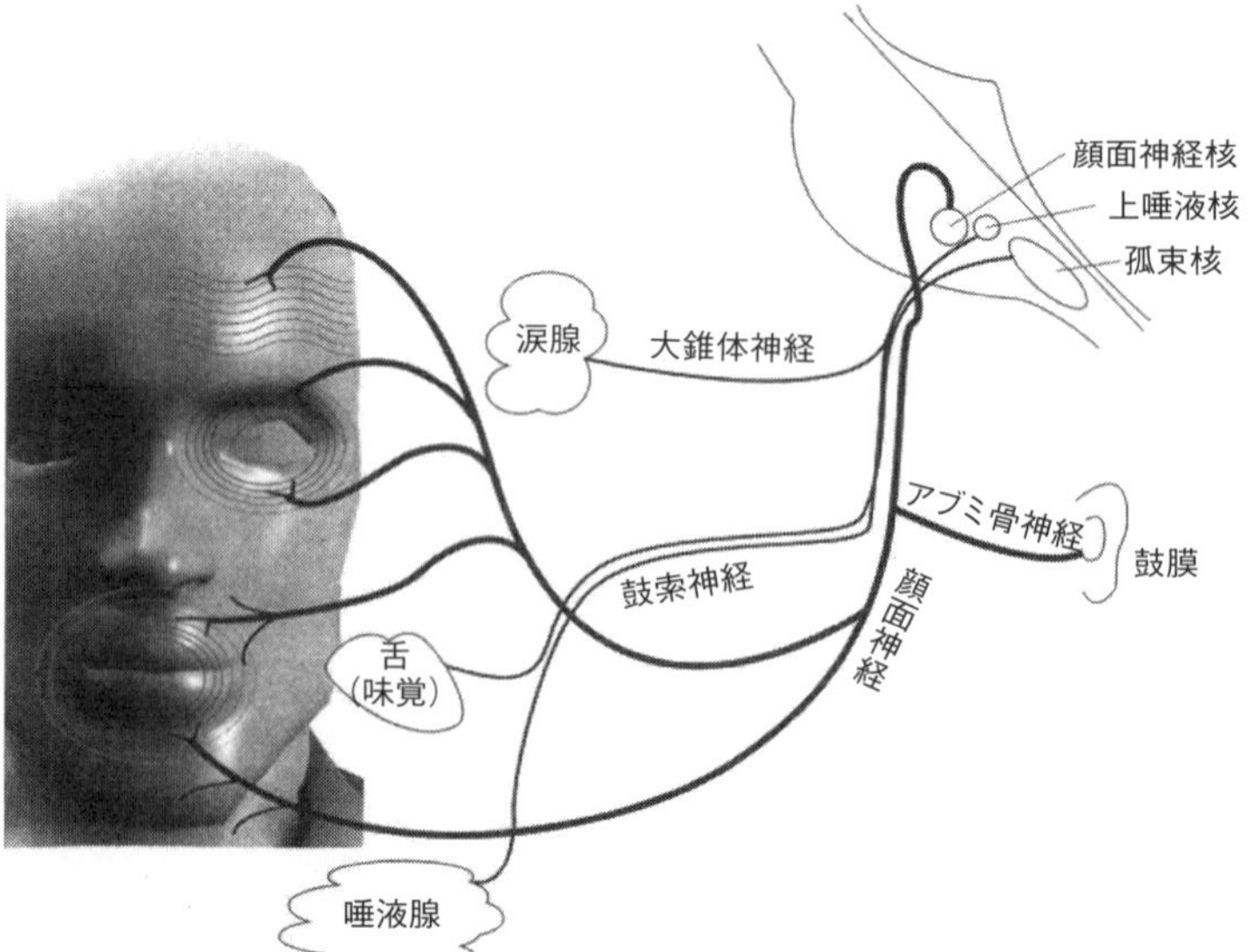

図37　顔面神経とその機能
出典：『Q＆Aとイラストで学ぶ神経内科』黒田康夫著、新興医学出版社、二〇〇三年

完治させています。

また、片側顔面痙攣（顔面の不随運動）にも有効です。一側の眼輪筋と口輪筋がぴくぴくと自分の意思と関係なく動くもので、高齢者に多く、動脈硬化により顔面神経が圧迫されて起こることが多いといわれています。

これは非常に不快で、現在治療法はなかなか見当たらないのが現状です。しかし、この場合もYNSAの刺鍼が効果を発揮することがあります。ぜひ、試していただきたいものです。

内臓点八：脾／膵＝第Ⅷ脳神経（知覚神経）～聴神経

聴覚器には、聴覚を伝える聴神経としての蝸牛神経、平衡感覚を伝える平衡神経としての前庭神経の二つがあります（図39）。

聴神経障害：めまい、耳鳴り、聴力障害、平衡障害などが起こります。

原因不明や、老化による耳鳴り、難聴は非常

Memo　2種類の顔面神経麻痺の見分け方

顔面神経麻痺は時折見られる症状です。これは末梢性の顔面神経の麻痺により起こる場合と中枢性の影響による顔面神経の麻痺（脳血管障害、小脳橋角部腫瘍など）があり、この中枢性を見逃してしまいますと大変なことになります。

この見分け方は顔面上半分が動くかどうかが重要なポイントです。少し難しい話になりますが、上顔面筋（額の部分）は大脳皮質の両側性支配、下顔面筋は大脳皮質の対側性片側支配を受けます。よって中枢性疾患による顔面神経麻痺の場合、上顔面筋は動かすことができるのですが、下顔面筋は動かせなくなるため、額にしわだけは寄せることができます。

これに対して末梢性顔面神経麻痺は、顔半分の全体が動かせなくなるため、額にしわを寄せることができません（図 38）。

簡単にいうと「額にしわのできる顔面神経麻痺」は中枢性疾患の可能性があり、重症な疾患が隠れている場合がありますので、この場合は頭部ＭＲＩなどの精査が早急に必要になります。

ただし、それ以外に脳神経麻痺の原因はさまざまありますので、病院に行き、きちんと診断を受ける必要があるのはいうまでもありません。

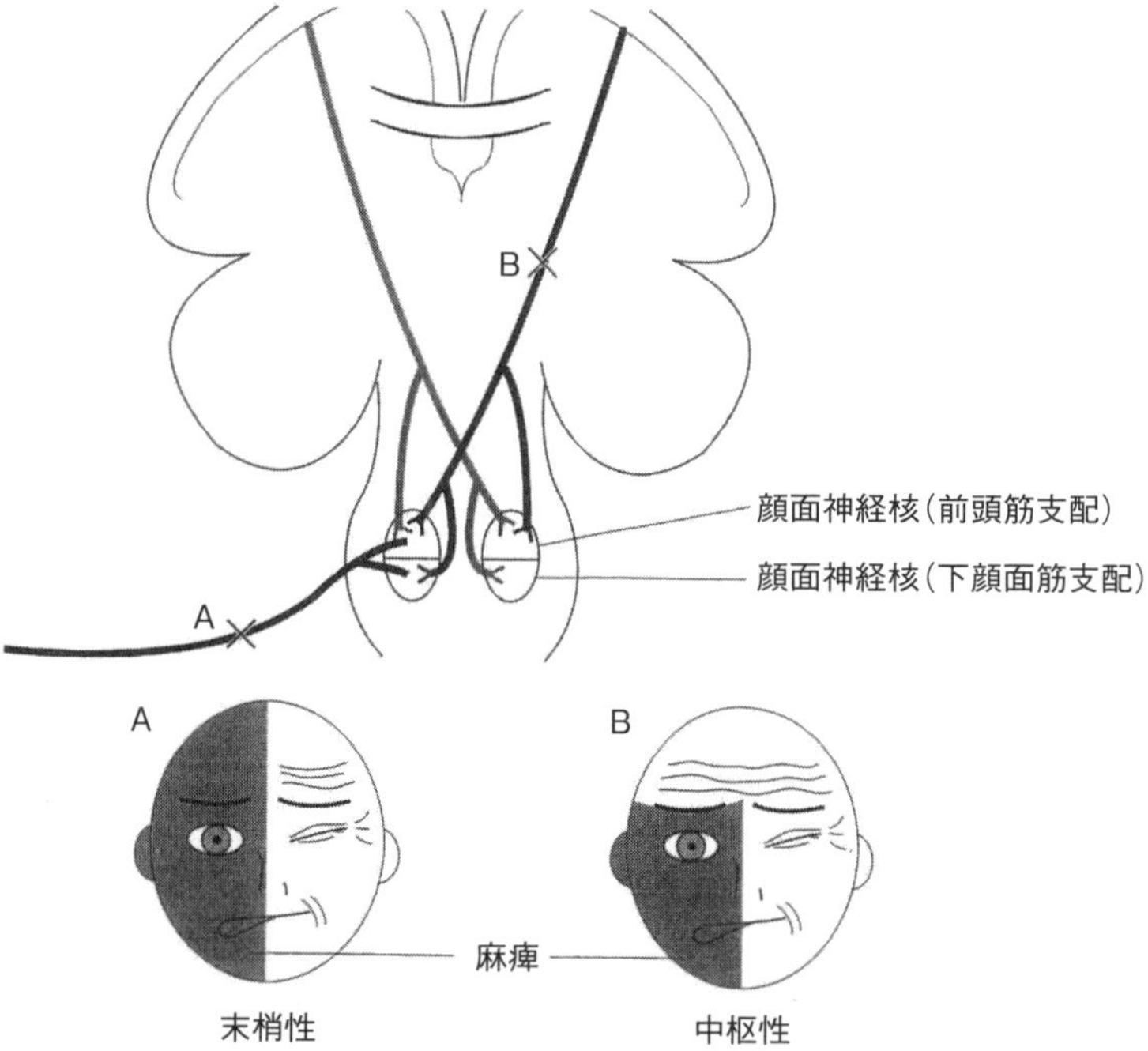

図38　末梢性顔面神経麻痺（A）と中枢性顔面神経麻痺（B）
出典：『Q&Aとイラストで学ぶ神経内科』黒田康夫著、新興医学出版社、二〇〇三年

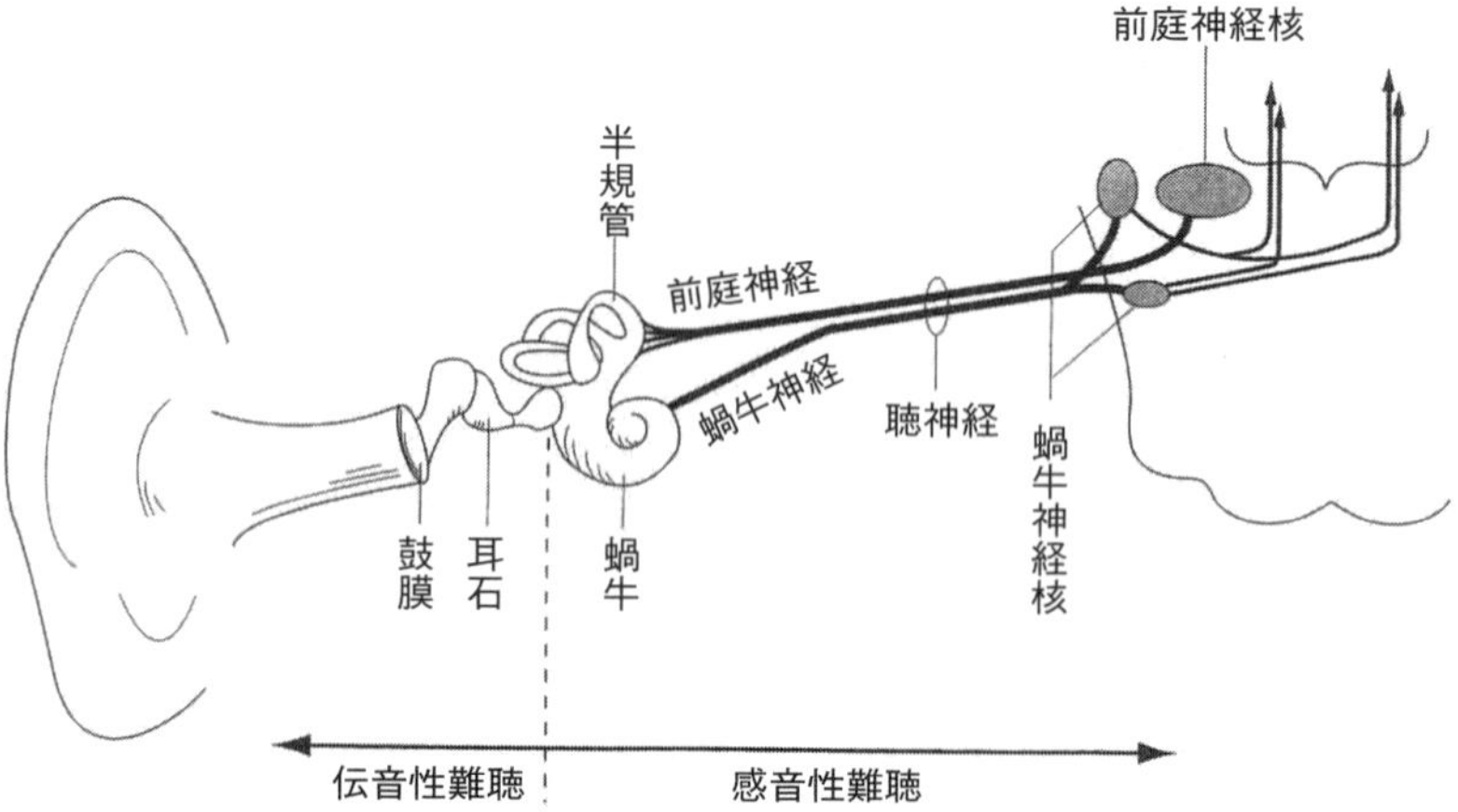

図39　聴覚路
出典：『Q&Aとイラストで学ぶ神経内科』黒田康夫著、新興医学出版社、二〇〇三年

に多い訴えです。現代医療では治癒困難な場合が多いですが、ＹＮＳＡではこれらに対して非常に効果を発揮します。

また、メニエール病にも非常に良い効果を発揮する場合があります。

内臓点九：肺＝第Ⅸ脳神経（混合神経）～舌咽神経

内臓点十：肝＝第Ⅹ脳神経（混合神経）～迷走神経

舌咽神経、迷走神経は渾然一体、咽頭の運動、感覚をつかさどります。

ただし味覚においては舌前方三分の二では顔面神経が、後方三分の一では舌咽神経が大きく関与しています。

なお迷走神経は、首から横行結腸の三分の一までのほとんどすべてのものの運動神経と副交感性の知覚神経であり、さらに心拍数の調整、胃腸の蠕動運動など胸腹部の内臓を支配し、発汗や発話などにも関与します。よってさまざまな疾患において、体のバランス、自律神経を

Memo　めまいと鑑別すべき状態

外来にて「めまいがするので頭のＭＲＩ（またはＣＴ）を取ってください」という方が非常に多いです。しかし、前庭神経障害における真性めまい（vertigo）は少なく、実はめまい感（dissiness）という場合が大半です。

めまい感とは、起立性低血圧、迷走神経血管反射、そして加齢などによる脳循環不全あるいは心因性によるものです。

この見分け方として、めまい感（dissiness）というのはめまいの発作中に眼振（自分の意思とは関係なく眼球が動く現象。いわゆる「眼が泳ぐ」状態）がないというのが特徴です。よって、めまい感があるとき、鏡を見たり、ほかの人に眼の動きを見てもらってください。

なお、数秒～十数秒で治まるのであれば、それほど重症なものはないと考えます。ただし、時折不整脈が原因となることなどもありますので、必要に応じ、医療機関を受診してください。

整える必要があるときなどに使用されることが多いです。

内臓点十一：胆＝第Ⅺ脳神経（運動神経）〜副神経

僧帽筋、胸鎖乳突筋を支配しています。脳神経としてYNSAで用いることは少ないです。ただし、経絡の関係および支配筋肉の関係より首から上の痛みには非常に有効な場合が多いです。

内臓点十二：大腸＝第Ⅻ脳神経（運動神経）〜舌下神経

純粋な運動神経で舌の動きにかかわります。

この十二脳神経、十二内臓点は比較的最近に発見されたツボです。これにより、YNSAの可能性は一気に高まりました。

また側頭部の十二内臓点は陰陽を考慮したり、また、穿刺による痛みも強かったのですが、この十二脳神経、十二内臓点は陰陽を考慮する必要はなく、また痛みも側頭部より少ないため、非常に利用しやすいです。

ただし、脳神経障害は中枢疾患を含め大きな疾患が隠れている場合が多いため、西洋医学的診断をきちんと行うことが必須となりますことを改めて述べさせていただきます。

V章　YNSA 技術解説［上級編］

上級編

1　首診

いよいよYNSAを「世界のYNSA」へと押し上げたと私が考える「首診」についてお話します。

再度説明になりますが、首診は以下の2点が特徴となります。

(1)適切な治療点を探す
(2)穿刺がきちんと行えているかを確認することで刺鍼をより正確に行える

これにより、「個々のその瞬間最も問題のあるツボ」をわれわれ治療者に教え、そして、「そのツボの穿刺が正しく行えたか」を治療者に確認させてくれるのです。

山元先生のお言葉をお借りすれば「神様がちゃんと治す場所をわれわれに教えてくれている」ということになると思います。

この首診点ですが、すべて表層に存在するわけではなく、いくつかは筋肉の辺縁や、それよりも下部の深い所に存在する場合もあります（図40）。したがって、触診時には圧や位置を調節する必要があります。この「圧や場所の調節」が最も難しいところだと思います。

とにかく、これは経験していくしかありません。

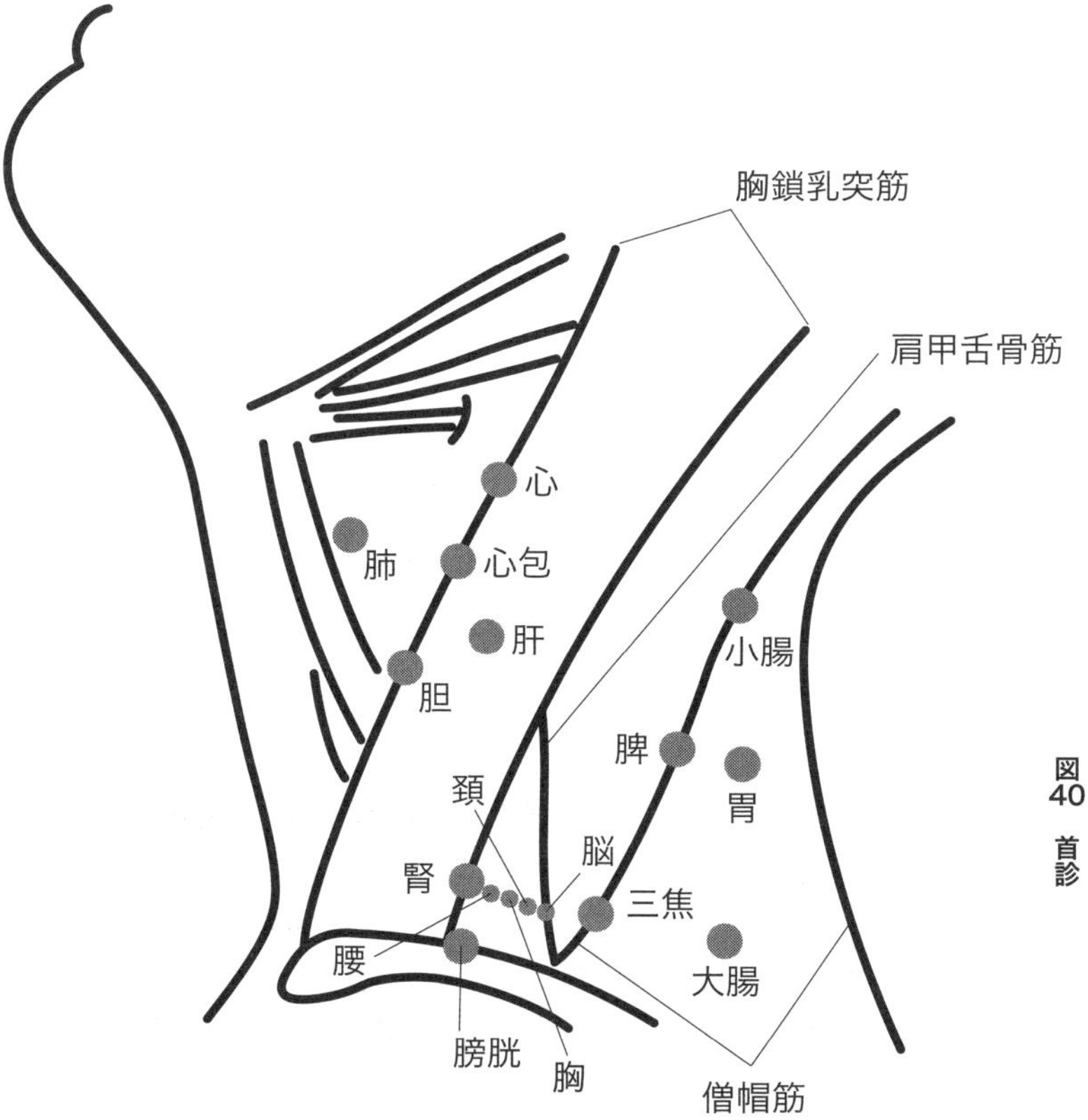

図40　首診

首診の手順は次のとおりになります。

(1)まず、本人の主訴を確認し、問診から、現在問題となっている臓器的部位を考慮します。

(2)前記を考慮した上で、合谷を左右触診し、現在の異常側を確認します(写真41)。

(3)首診はYNSAの基本となる「腎」を左右触診することからスタートします。その中で圧痛、硬結、腫脹などあらゆる変化がないか確認します。割合とすれば、圧痛、腫脹、硬結の順で見られることが多いです。ただし、圧痛と腫脹など、症状は混合することが大半で一概には分類できません。なお、合谷の異常側と、腎の異常側は基本的にはほぼ一致しますが、技術的に未熟である場合、またどうしても合谷の異常側と腎の異常側が異なる場合には、腎の異常側を優先させてください(写真42)。

(4)異常側の腎に刺鍼します。もちろん腎に異常がなければ当然行いません(写真43)。

(5)前記にて、腎の首診の異常(痛み、腫脹など)が取れたか確認します。刺鍼の位置が正しければ、先ほど痛みのあった腎の部位(首)を

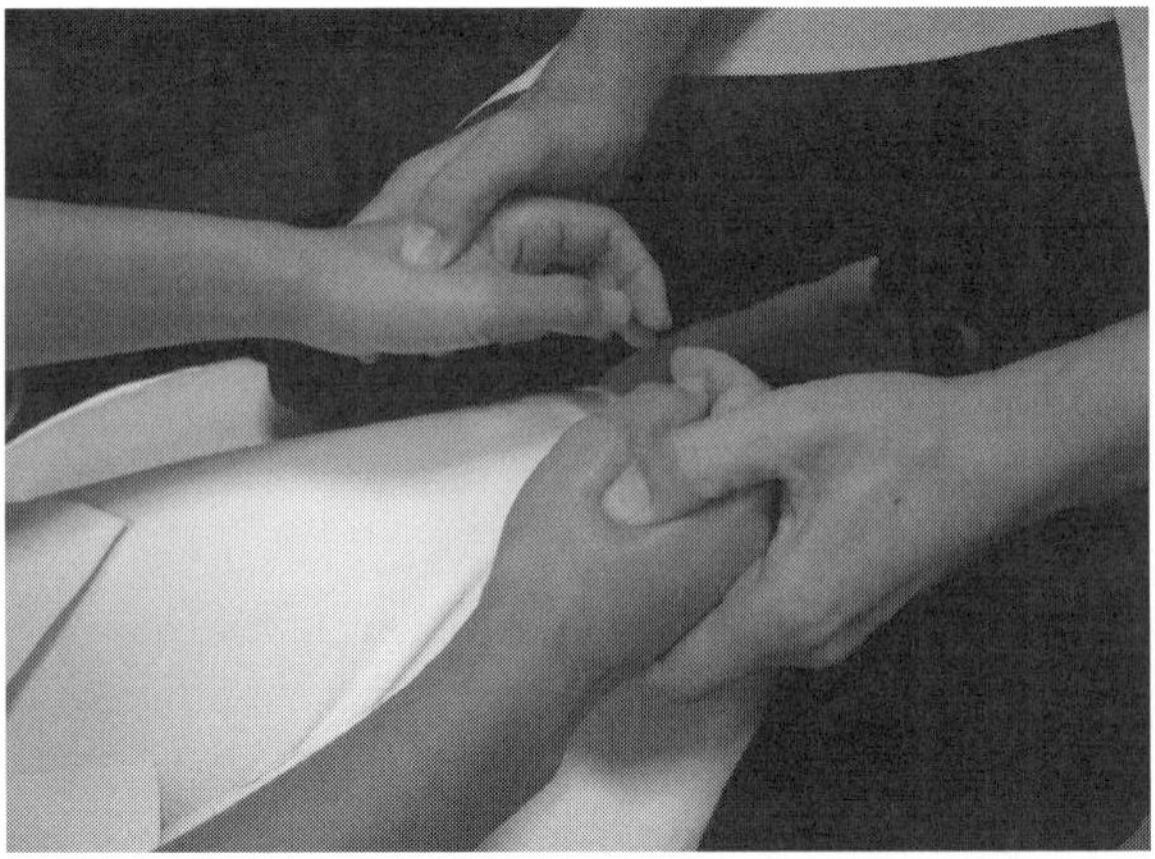

写真41　合谷を左右触診

同じように抑えても患者さんは痛みを訴えません。これにより刺鍼部が正しかったことが確認できます。また同時に、この事実に患者さんもとても驚きます。この瞬間、半信半疑であった患者さんが治療者の技量を認め、ＹＮＳＡという治療技術に大きな信頼を抱いてくれます。この「信頼と治癒への期待」が治療効果をぐっと高めてくれます。

なお、痛みが取れていなければ、これまで述べたように、鍼を引き抜かず、少し動かして微調整してみてください。

(6) その後、腎が改善したら、内臓点に行く前に、腎と並んでいる「腰椎、胸椎、頚椎」そして「脳点」を触診し、異常がないかどうかを確認します。ただ（写真44）からわかるように、非常に腎と脳は接しており、さらにこの間に腰椎、胸椎、頚椎

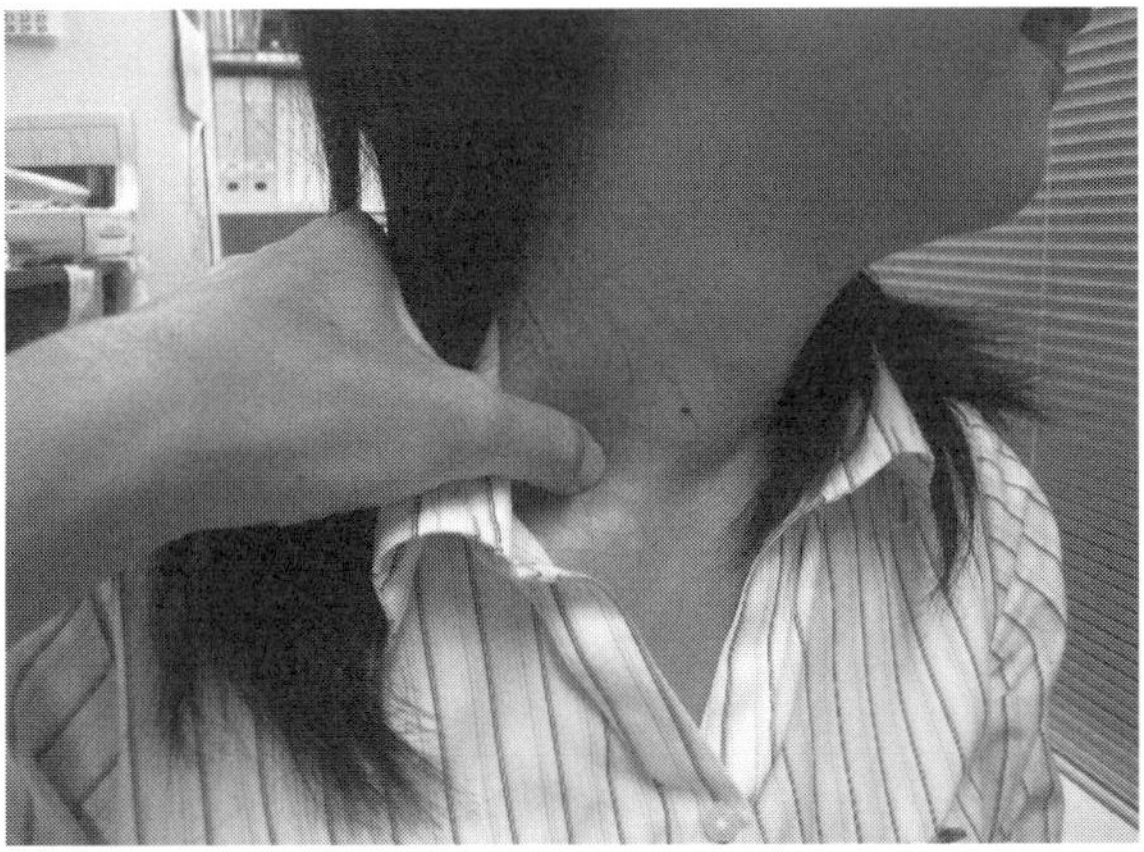

写真42　腎を左右首診

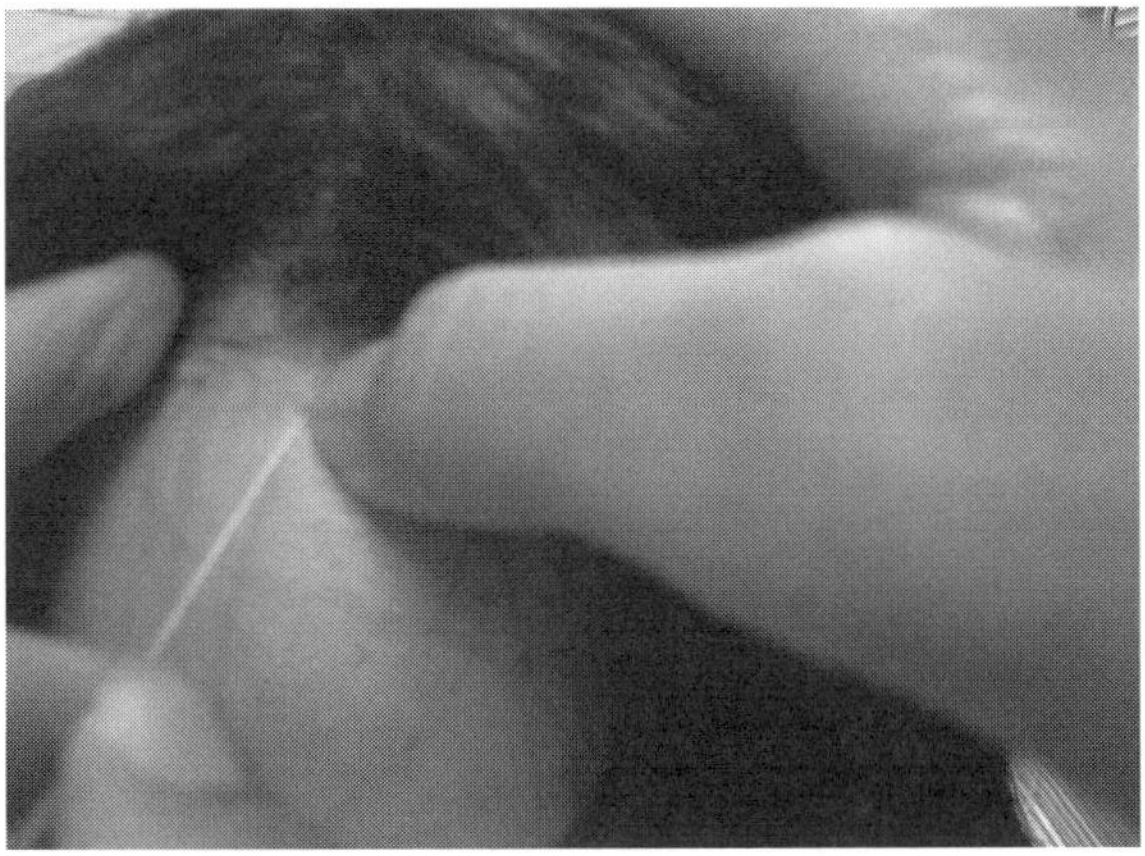

写真43　異常側の腎に刺鍼

がありますからいかに首診が難しいかわかると思います。

なぜ、内臓点より先に脊椎、脳点を行うのでしょうか？　理由は脊椎からすべての臓器に自律神経が分布しており、「脊椎」の異常が関与していることが、非常に多いからです。

肩の痛みや腰痛など一般的痛みでも、脊椎の異常が原因であることが多く、基本点としても、よく利用されます。ただ、首診でチェック可能なので、基本点のA点（頚椎）、E点（胸椎）、D点（腰椎）の刺鍼が正しいかどうかもこの首診で確認することにより、さらなる治療効果の上昇が可能です。

また、長期疾患であればあるほど、脳点が反応している場合が多いです。詳細は「痛み」の章で解説しますが、例えば長期間痛みが続く場合は、脳そのものが「痛み」を過剰に意識するという変化が起きます。そのような場合、脳そのものには検査画像上問題がありません。

しかしYNSAではきちんと「脳点」に異常が生じているのです。

このような理由から「脊椎」「脳点」は腎の次にチェック、必要に応じ治療します。

ただ、（図40）からわかるようにこの「腎～頚・胸・腰椎～脳点」は

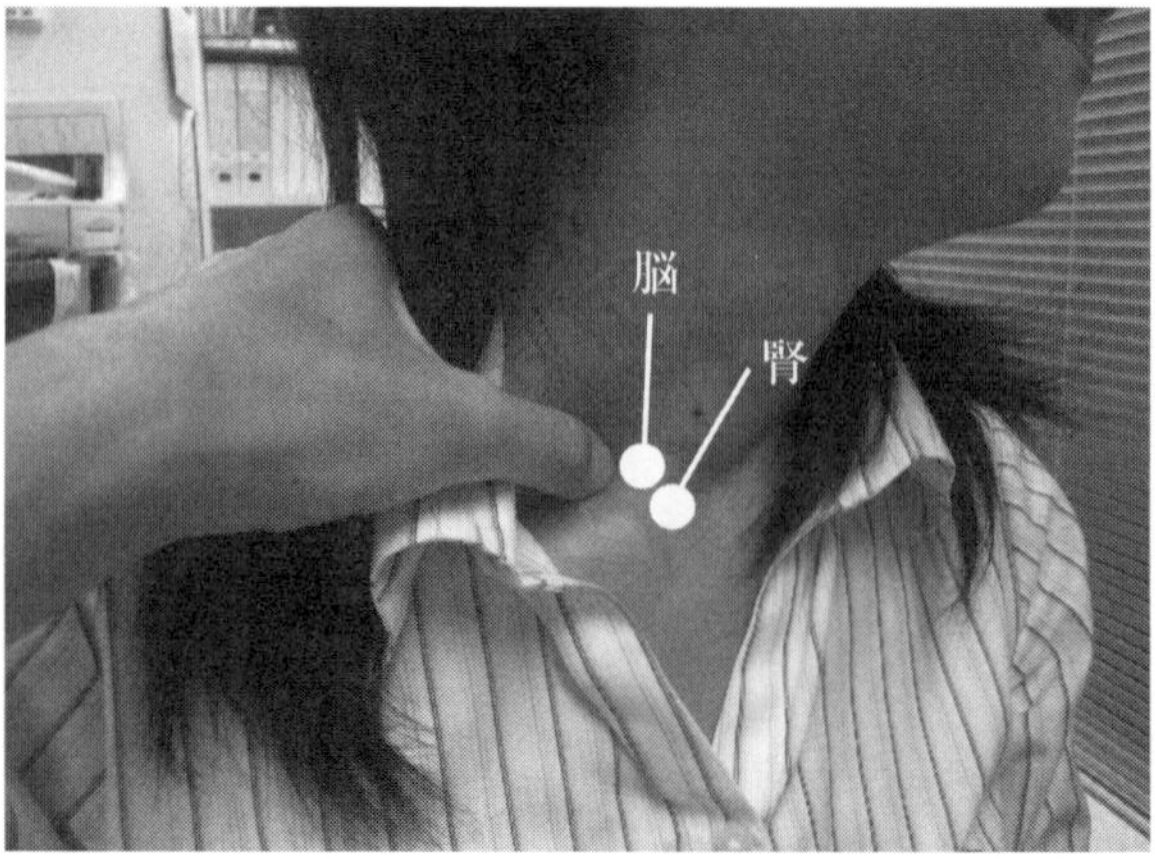

写真44　脳点を触診

非常に狭い範囲に並んでおり、見極めはとても困難です。よって触診のみで頚椎か、胸椎か悩む場合は、それに問診を考慮し診断してください。

(7)その後は、各症状に応じて、西洋医学的知識と東洋医学的知識を利用しながら、首診を随時行い、必要と思われる内臓点に刺鍼を行っていきます。この順序は基本的にどこからかということはなく、例えば「小腸」と「大腸」に首診で所見が見られた場合、どちらから刺鍼しても治療効果に差がでるということはありません。また側頭部でも正中部でもどちらの内臓点を使用しても問題ありません。

(8)最終的に首診で異常がなくなれば、程度の差こそあれ、症状ははっきりと改善が見られます。急性の患者さんでは一回で終了ということもよくあります。慢性の患者さんは、最初の治療で変化が少しでもあれば、治療を続けることでさらなる回復が見込めると考えます。

(9)治療回数は個人、症状で異なるためここで何回が良いとはいえません。ただ、五回以上行って改善がまったく見られない場合、ＹＮＳＡを続けていっても効果は少ないかもしれません。

ＹＮＳＡでは、可逆性の疾患はすべて治療が可能であると考えます。もちろんすべてが治癒するわけではありませんが、症状の改善は多くの場合で認められます。よって、どのような疾患でも、諦めず、希望を持って対応していただきたいと考えています。

なお、首診と同様に「腹診」も

・適切な治療点を探す
・穿刺がきちんと行えているかを確認することで刺鍼をより正確に行える

という診療手段として使用されます。ただし、首診は服を着脱する必要はなく簡便ですが、腹診は服を上げたり、坐位より臥位の方が行いやすいなど、やや手技に手がかかるため、現在では首診を使用することがほとんどです。

よって、ここでは腹診の全体図のみ記載します（図45）。詳細は山元敏勝先生の著書、『ＹＮＳＡ』をご覧ください。

なお、ＹＮＳＡの腹診はいわゆる東洋医学の腹診の部位とは異なるため、東洋医学に精通している先生は少し違和感を抱くかもしれません。しかしＹＮＳＡのツボと、いわゆる頭部の経絡点が違うことからわかるように、ＹＮＳＡと中国鍼灸、東洋医学とは完全一致せず、ＹＮＳＡはＹＮＳＡとして独立した技法のため、この腹診図は「ＹＮＳＡ」の腹診図とご理解ください。

2　そのほかの補足点

①マスターキー（図46）

マスターキーとは、治療において最期の一押しに使うツボです。

左右あわせて五点あり、耳鳴り、上半身の問題、下半身の問題でもう

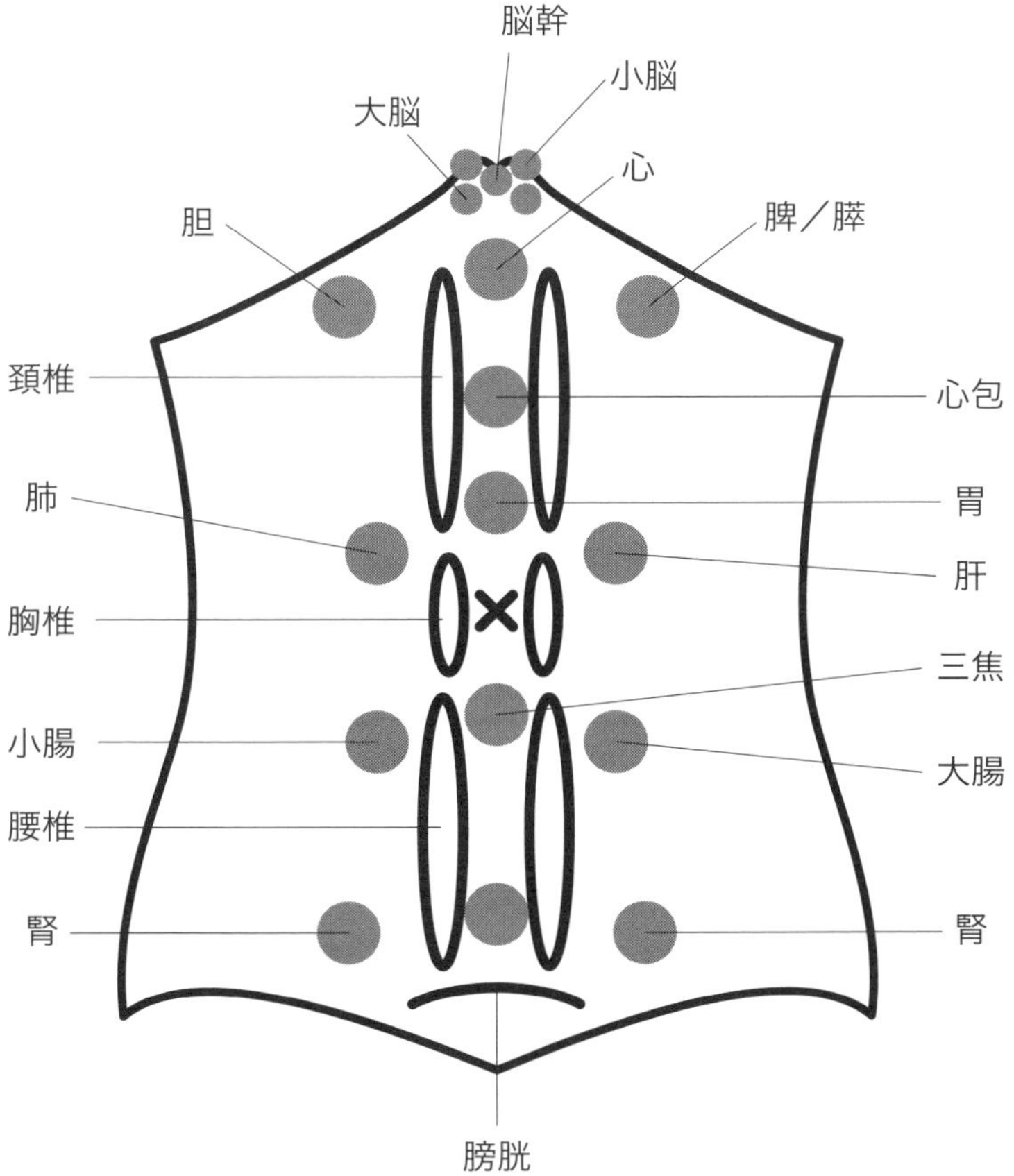

図45　腹診図

少し治療効果を高めたいときに使用されます。

図示したように、まず外後頭隆起を確認し、正中に沿って後髪際の方に滑らせて止まる陥没部（経穴でいえば風府）直上が耳鳴りのマスターキーです。

また外後頭隆起左右一センチメートル前後、また上下一センチメートル前後をそれぞれ上半身マスターキー、下半身マスターキーとします。この刺鍼は少し痛いのですが、刺鍼すると「スーッとした」とほとんどの患者さんが表現するとても効果のあるツボです。基本点などの治療で効果が弱いときは、ぜひ使用してください。

②手足反射区の対応（図47）

図示したように、手、足はそれぞれ反射区の対応が見られます。

例えば、足首の捻挫の場合、最も痛い部位を確認し、それと対応する手首の最も足首の痛みのある部分と似ていると思われる点を圧すると非常に痛みを訴えます。その点に置鍼しますと、足首の痛みが取れるのです。これは同様に

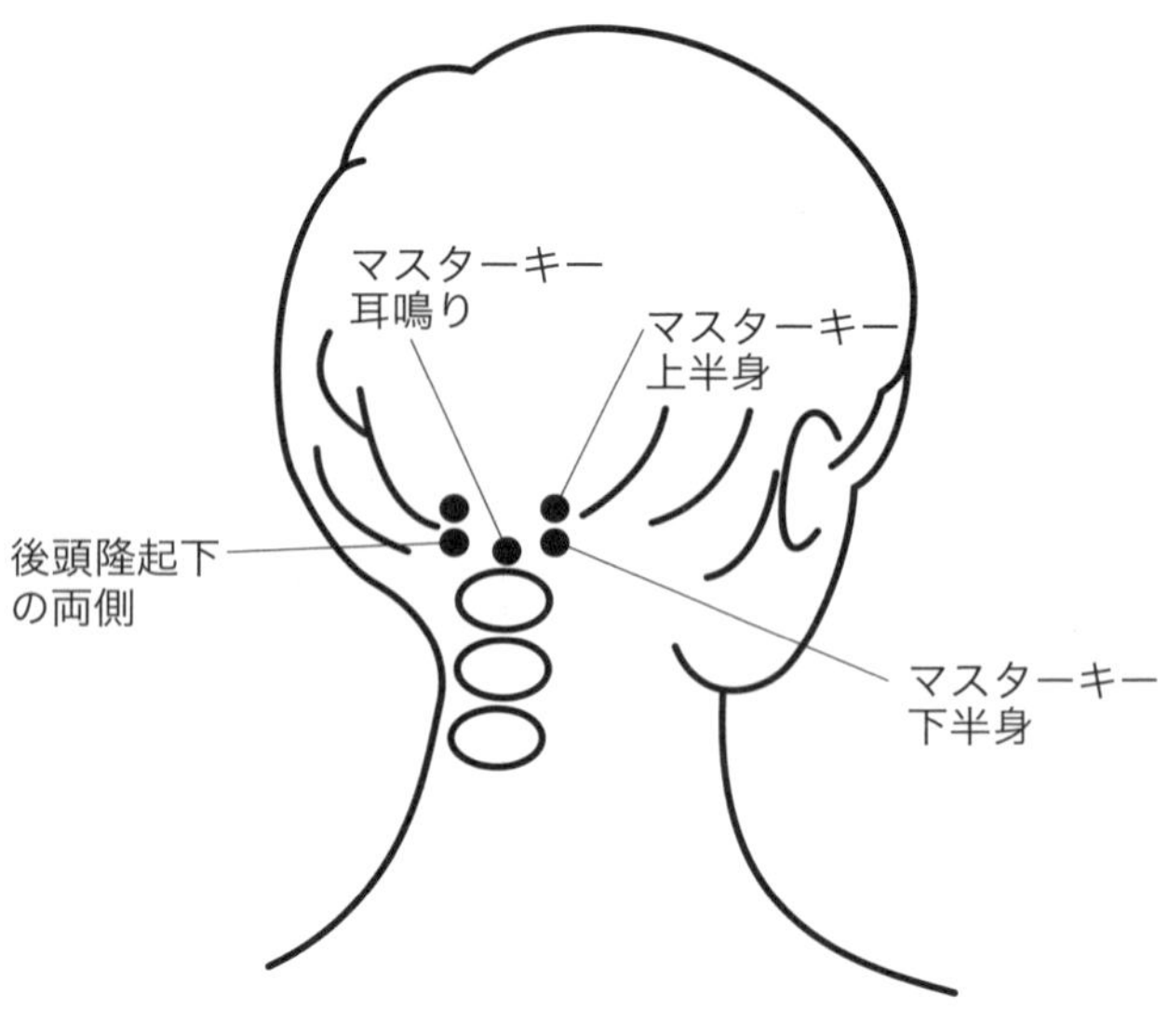

図46 マスターキー

膝には肘、股関節には肩といったようにそれぞれ反射区として対応しています。基本的には置き鍼を使用します。

以上、ＹＮＳＡをグループごとに解説してきました。

このＹＮＳＡにて、一人でも多くの人の苦しみが改善されればと思います。

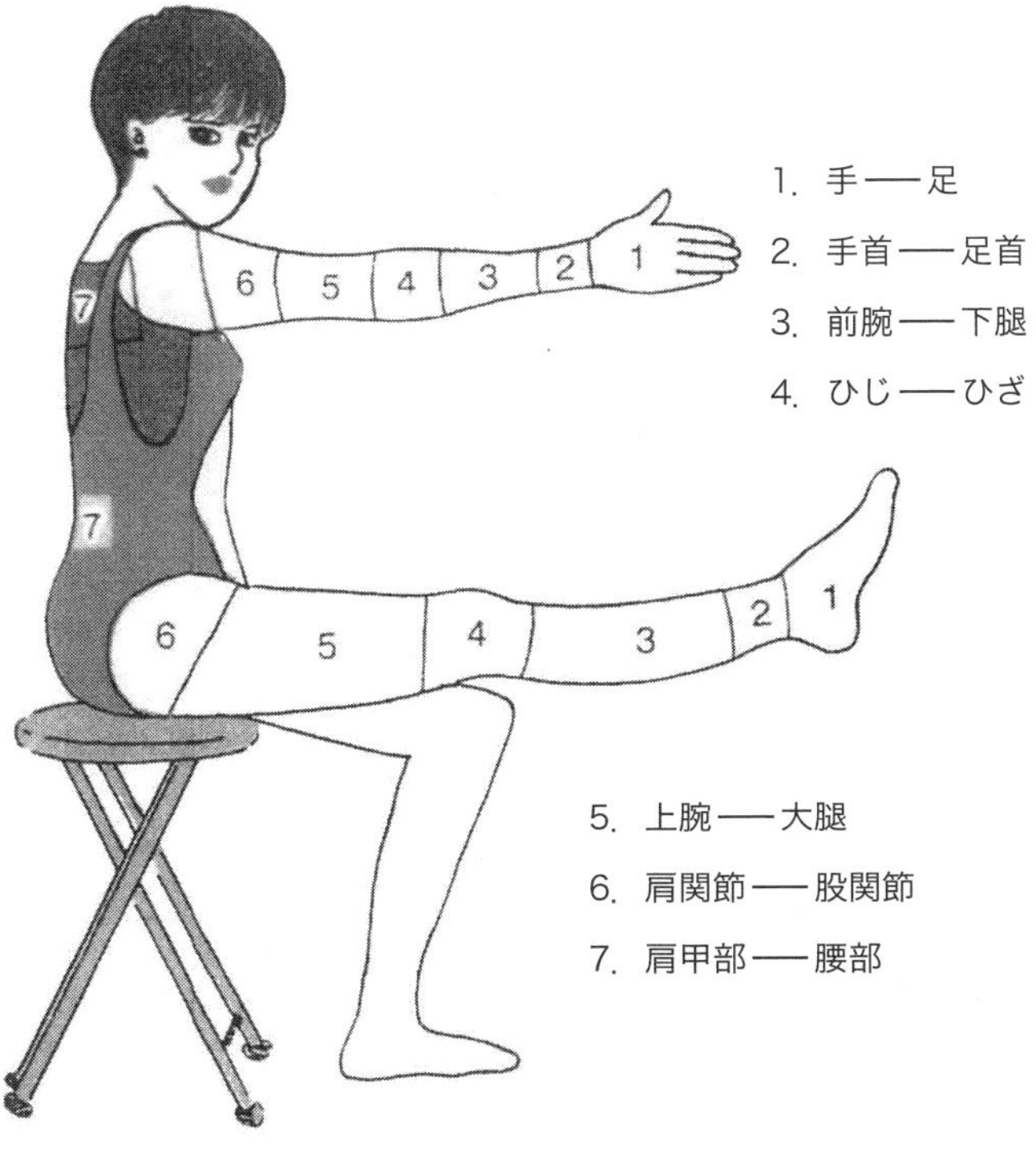

図47　手足反射区の対応
出典：『若石～足はあなたの主治医～』21若石健康研究会著、21若石健康研究会出版部、一九九二年

3　ＹＮＳＡまとめ

・ほとんど制限なく、あらゆる年齢の患者に用いることが可能です。
・ＹＮＳＡは基本的に副作用はありません。ただし、前述したように副交感神経亢進などによる脳貧血のような状態には注意してください。
・ＹＮＳＡは東洋医学治療全般において修得が容易であると考えます。
・ＹＮＳＡは西洋医学、東洋医学、ほかの鍼治療、漢方治療、理学療法などあらゆる治療と併用可能です。
・ＹＮＳＡは刺鍼のみでなく、マッサージ、指圧、磁気治療、爪楊枝による刺激など、個人の健康として、日常生活に取り入れることが可能です（Ⅶ章ではＹＮＳＡを上手に利用した日常健康法についてご説明いたします。お手軽健康法ですので、ぜひ実践してください）。

Ⅵ章　YNSA 治療効果

1 YNSAの改善評価

山元敏勝先生著書『山元式新頭新療法 YNSA』に記されているデータを参考にさせていただきます。詳細は『YNSA』をご参照ください。

①疼痛に対する基本点（A〜E）のみの改善効果

著明改善：七七パーセント
やや改善：一五パーセント
改善なし：八パーセント

②片麻痺（脳卒中）に対するYNSAの改善効果

［発症三〇日以内］
著明改善：五五パーセント
やや改善：三一パーセント
改善なし：一四パーセント
［六カ月以内］

②-1 片麻痺（脳卒中）に対する改善効果
［発症 30 日以内］

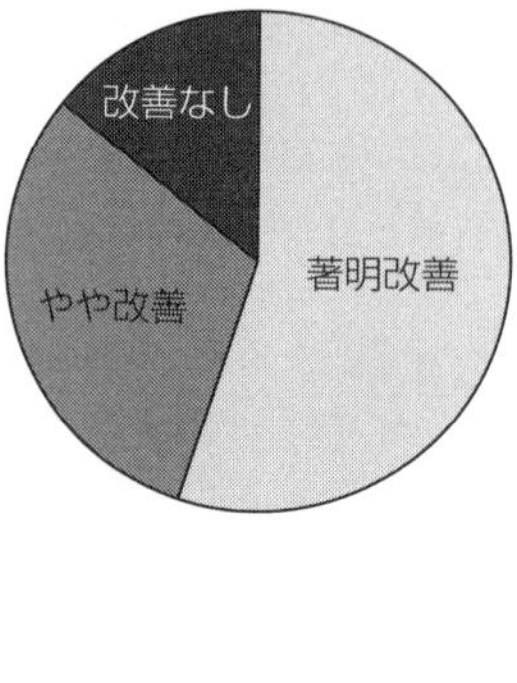

①疼痛に対する基本点（A〜E）
のみの改善効果

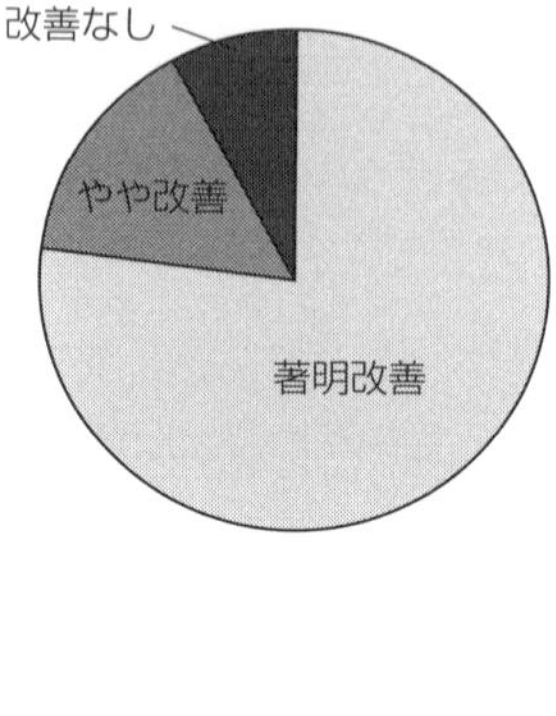

著明改善：四三パーセント
やや改善：三八パーセント
改善なし：一九パーセント
［一年以上］
著明改善：一四パーセント
やや改善：五八パーセント
改善なし：二八パーセント

以上から脳卒中発症後、可及的速やかにＹＮＳＡを開始することが重要であると考えます。

2　健康増進クリニック分院・番町クリニック治療成績

二〇〇九年一〇月～二〇一〇年一〇月の一年間、私が現在診療を行っている健康増進クリニックの分院である番町クリニックでの治療結果です。当院は、癌治療がもともとメインとなっているクリニックで、症例数はまだまだ多くありませんが、その中での代表的疾患の治療成績をお

②-2 片麻痺（脳卒中）に対する改善効果
［発症 6 カ月以内］

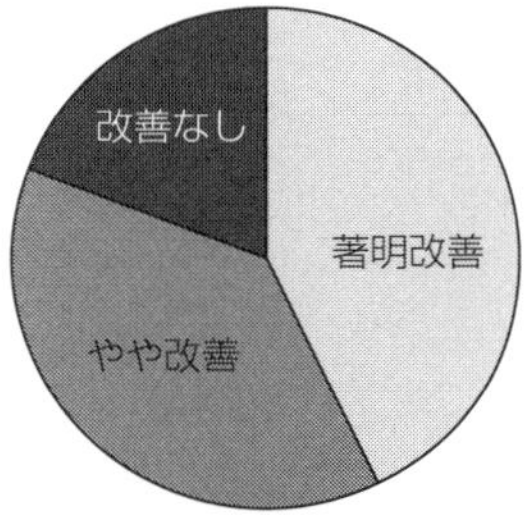

②-3 片麻痺（脳卒中）に対する改善効果
［発症 1 年以上］

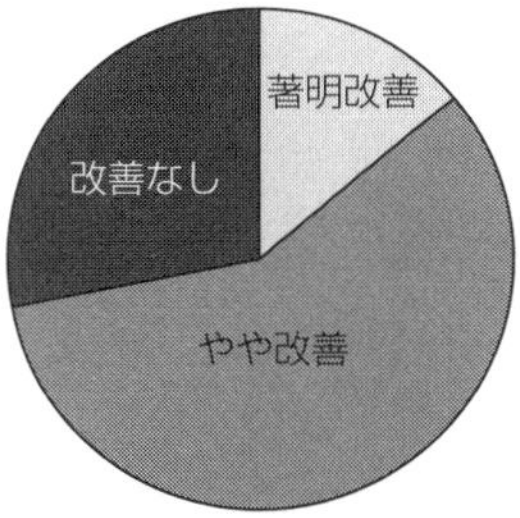

伝えします。

①疼痛性疾患

頚椎症、肩関節周囲炎などの上半身の痛み、腰椎椎間板症、辷症、坐骨神経痛などの腰の痛み、変形性膝関節症などの膝の痛み、さらに癌性疼痛などさまざまな痛みの方がいらっしゃいます。

癌を除いた場合の疼痛改善効果は

著明改善：六七パーセント
やや改善：二三パーセント
改善なし：一〇パーセント

でした。

何例か個別に解説します。

・肩関節周囲炎　四〇代　女性

ダンスのインストラクターをされている方です。一年半前から右肩痛が出現、近位整形外科受診、薬を処方されるも改善なく徐々に悪化、一

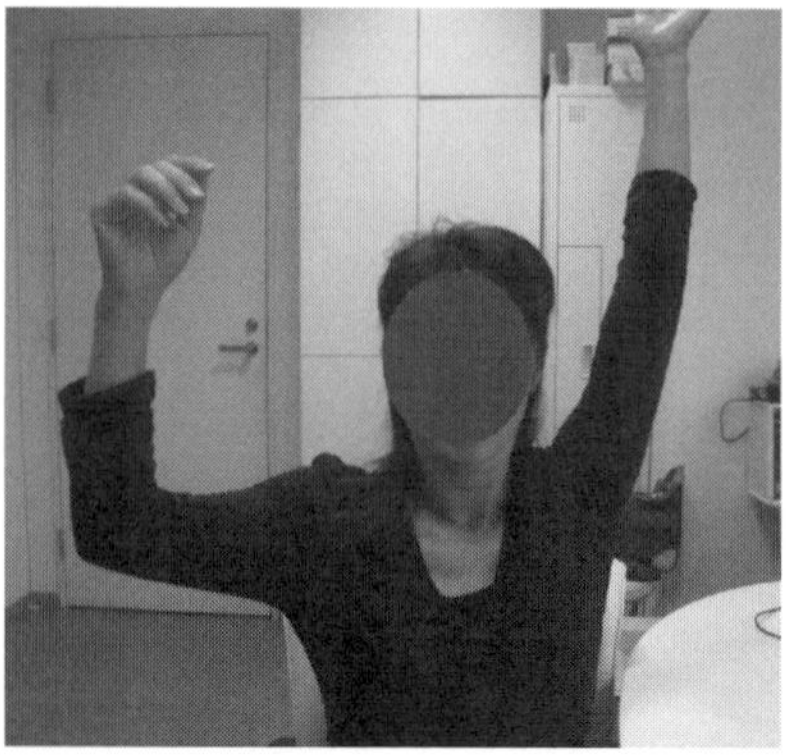

治療前

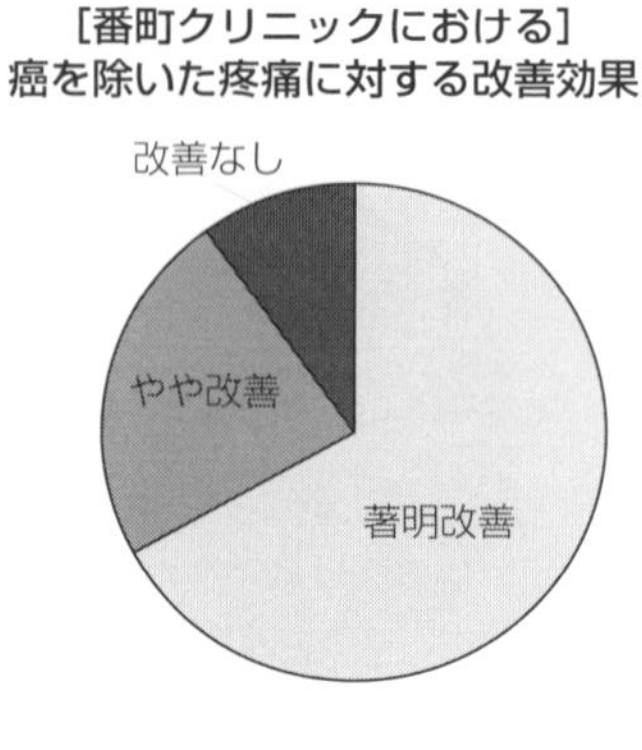

カ月後のダンスの公演までに直してくれと来院されました。

写真は初診時です。右肩の痛みのため肘は肩までしか上げることができていません。しかしＹＮＳＡ施行後（腎・頚椎・Ｃ点・三焦・心包）、問題のない左と大きな遜色ないほど改善しています。現在治療回数一回ですから今後繰り返すことで治癒が期待できると思います。

・突然起こった肩の痛み　七〇代　男性

当院には癌の治療のため超高濃度ビタミンＣ点滴療法で通われていた患者さんです。数日前から突然肩の痛みが出現、夜眠れないということで看護婦に相談したところ、「加藤先生に鍼をしてもらうといい」と薦められ、診察にこられました。もともと鍼には否定的で「看護婦さんがあまりにも薦めるから鍼は怖いけどお願いします」という感じでした。

次頁の写真でお示しするように右肩の痛みが強く、挙上に対して左右差が認められます。しかしＹＮＳＡ一回施行後、左右差なく上昇可能となりました。「鍼ってすごいんですね」と驚いていらっしゃいました。

・右変形性股関節症　六〇代　女性

私自身ＹＮＳＡのすごさを改めて感じた症例です。この方は一〇年以

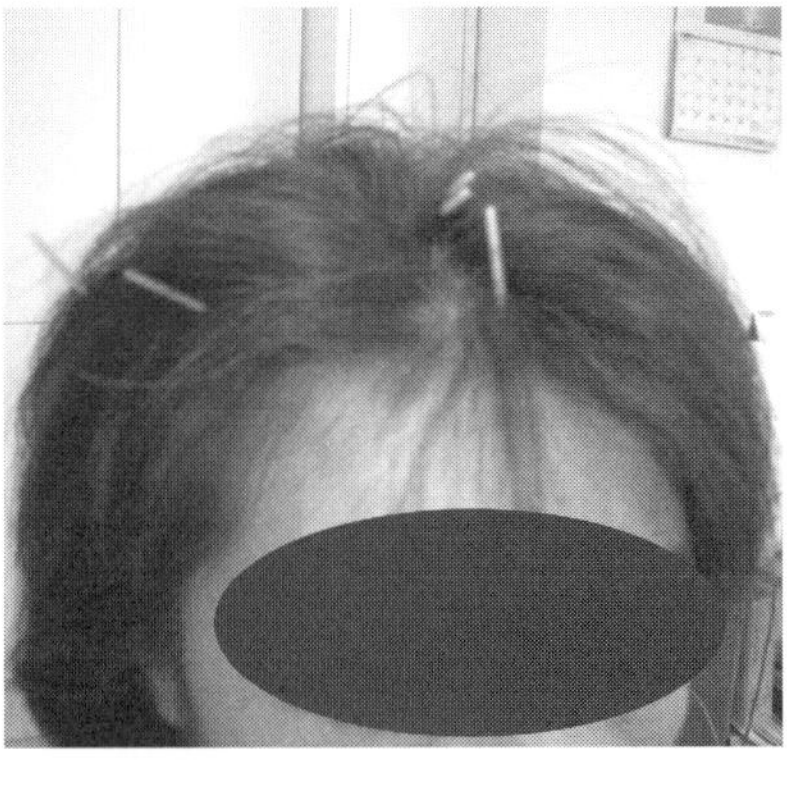
ＹＮＳＡ施行

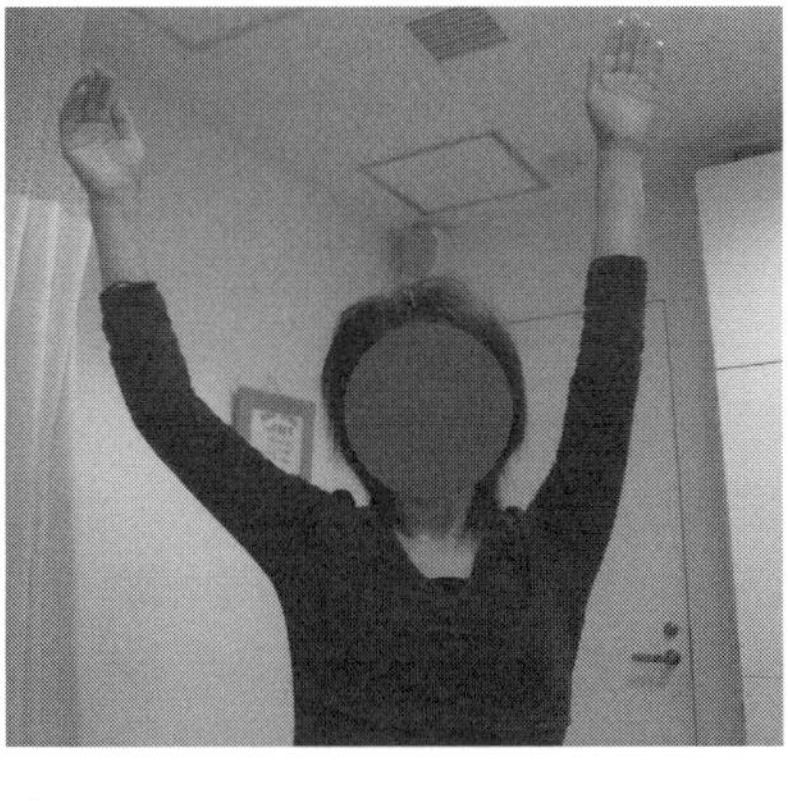
治療直後

上前から右股関節に異常（変形）があり、右足と左足の長さが違う（右が左より短い）という状態の方でした。手術を薦められていましたが本人は拒否し、現在に至っています。右足が短くバランスが悪いため、家では右が左より二センチメートル高いスリッパを特注で作ってもらい使用していました。

　私の診察にこられた理由は、この股関節の件がメインというよりは（股関節は治るとは本人は思っていなかった）、喘息などアレルギー、目の疲れ、ストレスに対して鍼はどうかという相談でした。

　さて、治療を開始したのですが、ＹＮＳＡの首診において腰椎を含めた下半身の異常が気になりますので、もちろんそこも治療しました。

　さて、二回目の診察です。患者さんから驚くべき言葉をいただきました。

「先生、スリッパの二センチメートルのずれが一センチメートルになりました。またこれまで一〇年間股関節の違和感でまっすぐ寝ることはできなかったのに、一〇年ぶりにまっすぐ寝ることができるようになりました‼」

　私自身とても驚きました。なぜなら、股関節のずれは鍼を行っても戻るとは思っていなかったからです。一体何が起きてこのような改善が見

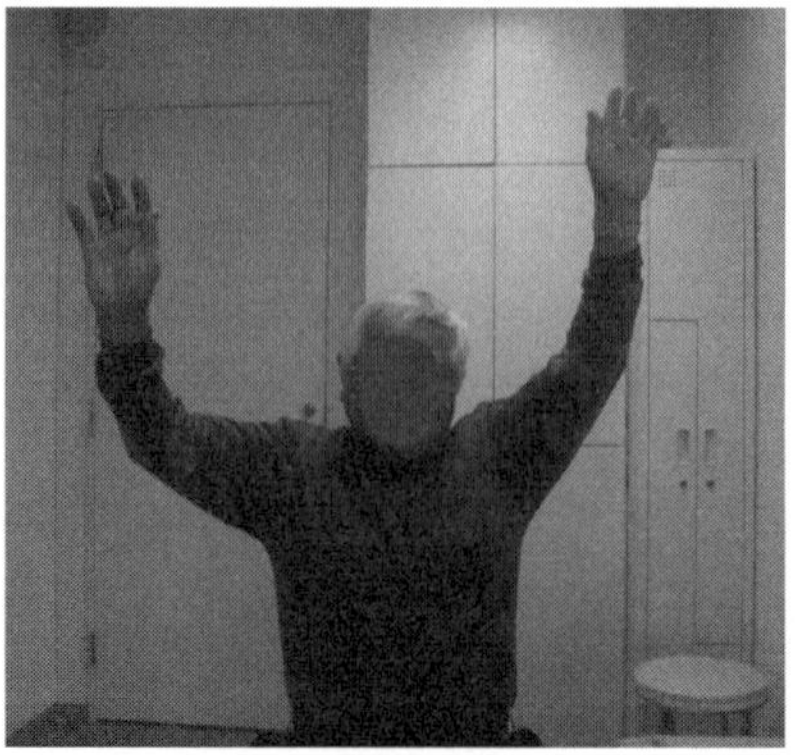

治療前

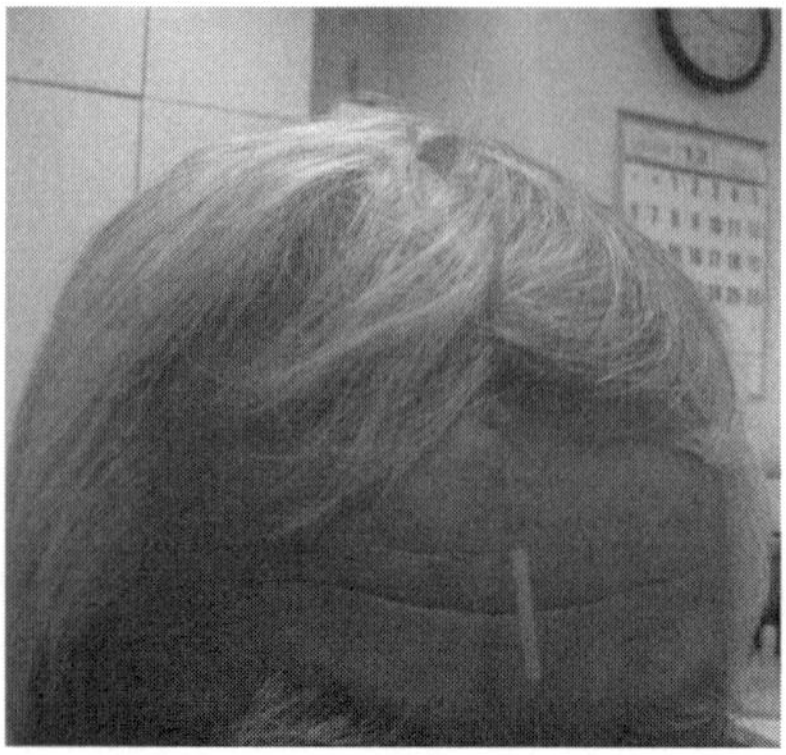

ＹＮＳＡ施行

られたのか……。とてもうれしい予想外の結果でしたが、ＹＮＳＡの可能性のすごさを感じることができた臨床経験でした。

・線維筋痛症　五〇代　女性

三年以上この疾患で苦労されている方でした。一番ひどい時は歩くこともできず家に閉じこもっていたそうです。この疾患は簡単にいえば「風が吹いても痛い」と感じるほど全身の痛覚が過敏となる病気で、あまりの苦しさに自殺した芸能人がいたため、世間的に有名になりました。

ＹＮＳＡの治療数回にて痛みは一〇→四くらいまで下がったと非常に喜ばれています。現在も痛みは完全に〇ではありません。しかし、患者さんの活動レベルは上がり、アロマ検定一級に合格し、デザインの仕事をスタートするなど、夢に向って頑張られています。

・癌性疼痛

はっきりいって「完治」はいらっしゃいません。というのは完治は、「癌の治癒」を意味するからです。現在数名の方が痛み止めと併用する形でＹＮＳＡを行って痛みをコントロールしながら共存しています。た

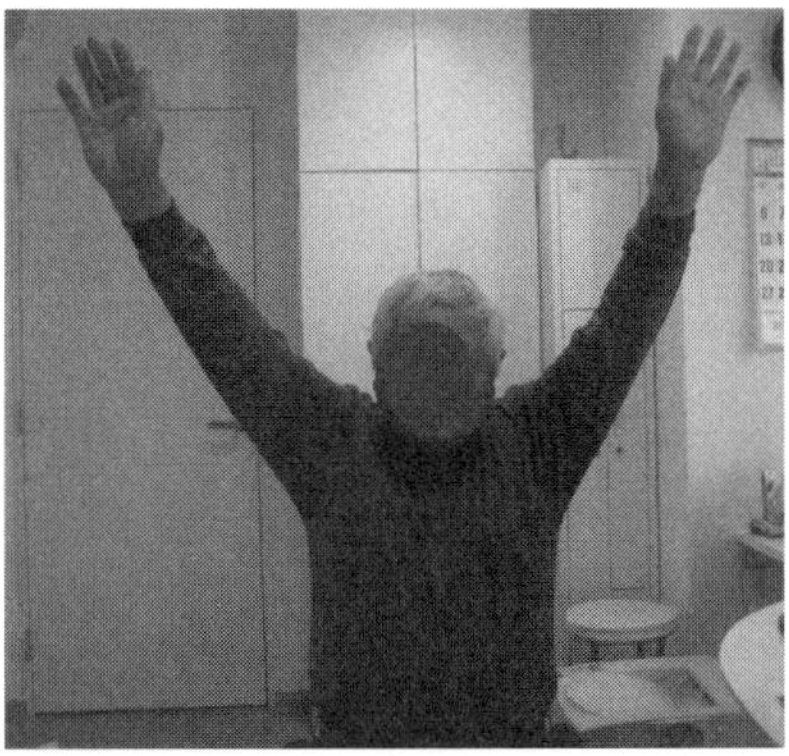

治療直後

だ、ＹＮＳＡの優れた点は「副作用がないこと」、「痛み以外の不安や不眠などの症状も改善すること」、そして「体のバランスを整えることで免疫力の向上が期待できること」の三点です。そういった意味では、癌における痛みも西洋医学的内服薬と併用する価値はあるかと思っています。なお、癌患者さんで腫瘍の圧迫ではない種々の痛みに対しては、非常によいコントロールができています。

②精神科疾患

・電磁波過敏症　七〇代　女性

電磁波により、頭痛、吐き気、震えなどさまざまな体調不良を訴えています。これまで一〇年以上さまざまな治療を行ってきたが改善なく、当院受診されました。ＹＮＳＡを数回行いましたが残念ながら大きな変化を認められませんでした。現在当院にて、ビタミンＣ療法、プラセンタ療法を継続し小康状態を保っています。

・乳がん術後　再発不安、冷え、下肢のむくみ、体調不良などの不定愁訴　六〇代　女性

当院に乳がんの再発予防にて超高濃度ビタミンＣ点滴で通われていた

患者さんです。前記症状にてＹＮＳＡ希望。一回目の治療で非常に体と心が楽になったといわれ、その後数回でほぼ前記症状消失。特に、長く心を覆っていた悩みがなくなったことがとてもうれしいとのことです。現在月に一回、体調維持のためにプラセンタツボ打ち注射と併用する形で通われています。

・統合失調症　二〇代　男性

幻聴、妄想などある方。ＹＮＳＡでの治療を希望して来院。数回の治療で一旦改善傾向も、兄の精神疾患悪化に引きずられる形で症状悪化、精神科病院に入院となりました。お兄さんの精神疾患の悪化がなければ改善の可能性はあったかと残念な結果でした。

・パニック発作　四〇代　女性

初めての診察は、七〇代のお母さんについて来てもらわなければ一人で出歩くことが難しい方でした。その後、他県の方のため月一回しか来院できませんが、何とか自分で電車に乗ってこられるようになっています。治療の中心は、脳点、肝、胆です。まだ、夜間目が覚めると不安になることはありますが、当院通院前のように、救急病院に駆け込むことは非常に少なくなっています。

・パニック発作　五〇代　女性

こちらも他県より通われている方。当初は電車内での不安感、焦燥感、またのぼせなどの不定愁訴の訴えが強かった方です。現在、デプロメール内服は継続していますが、それ以外の抗不安薬は廃薬、仕事にも就くことが可能となっており、生き生きと生活されています。

・うつ病　五〇代　男性

初診時会社を長期休暇中。精神科にてマイスリー（睡眠薬）、ドグマチール（抗精神病薬、五〇ミリグラムを一日三回）、アモキサン（抗うつ薬・気分安定薬・精神刺激薬、五〇ミリグラムを一日三回）、レスリン（抗うつ薬・気分安定薬・精神刺激薬、五〇ミリグラムを一日一回）内服中でした。ＹＮＳＡおよびプラセンタツボ打ち施行。治療開始四カ月後にはマイスリー、ドグマチールのみでそのほかは廃薬に成功。また会社にも復帰を果たしています。現在月に一～二回継続治療中。

・うつ病　二〇代　女性

大学に通っている二〇代の女性で、私がこれまでに診た精神疾患の患者さんでは、最も重い症状の一人でした（ご本人の体験談も一四九頁に掲載しています）。二〇〇九年の一一月に初めて来院した時は、ずっとうつむいて会話もできないような状態でした。しかし初診よりうつは必ず治る病気であること、春から夏にかけてぐっと良くなることをいい続けました。さらに診察の時は必ず何か一つ、褒めるように心掛けました。それにより彼女も少しずつ話してくれるようになり、年が明けたころ、自らの判断で薬を減らしてみようという気分になったようです。実際に薬を飲まなくても、それほど症状は変わらないと気づき、徐々に量を減らしていきました。とはいっても、薬が欲しくなる時もありますし、症状が急に落ち込んでいくこともありましたが、根気強く治療を続けて、彼女もすごくがんばったと思います。

そして最初からいい続けたように、二〇一〇年の五月になりますと、症状が急速に改善し始め、七月には治療不要となっています。現在は大学に復帰、さらにバイトをしたり就職活動をしたり、友達と飲みに行ったり元気いっぱいに毎日をエンジョイしています。

・そのほか

本態性振戦およびアルツハイマー型痴呆、統合失調症、うつ病、躁うつ病（双極性障害）、自律神経失調症などの患者さんも来られています。今のところすべてにおいて改善または改善傾向です。ただし統合失調症、躁うつ病はあくまでも主役は西洋医学、ＹＮＳＡはサブ的役割と認識しています。また、そのほかの疾患においても薬はすぐにやめたりすることはなく、症状を見ながら、場合によっては主治医である精神科の先生と連絡を取りながら対応しています。

③膠原病

・リウマチ

この一年間、七名の患者さんが受診しています。女性六名、男性一名です。効果ありが五名、なしが二名でした。

効果ありの五名

⑴四〇代女性：一〇年以上のリウマチ歴。ステロイド、アラバ（免疫抑制剤）、リマチル（免疫抑制剤）内服中。全身の関節痛、疲労感あり。最もひどい時は歩行も困難でした。ＹＮＳＡで一年経過し現在リマ

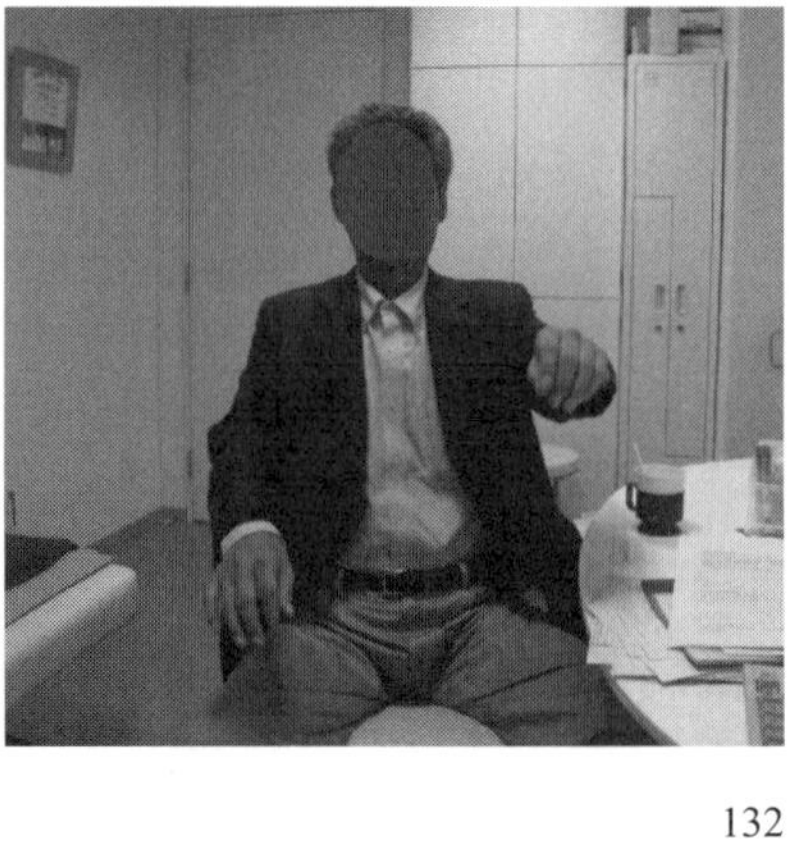
治療前①

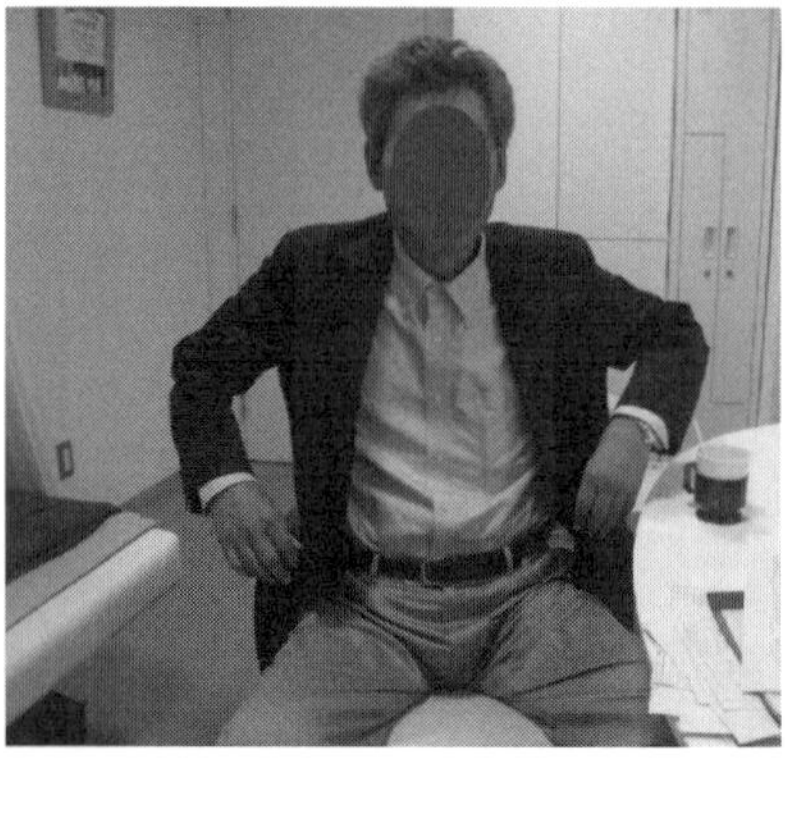
治療前②

チルのみ内服中ですが痛みは軽減、日常生活がスムーズに行えるようになっており、海外旅行に行けるまでに回復しました。

(2)四〇代女性：リウマチ歴二年。関節屈曲障害があり、食事などを行うのも困難。西洋医学的治療で改善がないと来院しました。現在約六カ月の治療で痛みは改善、まだ屈曲制限はありますが徐々に可動域が広がっており治療継続中です。薬は漢方のみで対応中。

(3)四〇代女性：全身の関節炎。現在治療開始したばかり。痛みは軽減中。

(4)五〇代男性：急激に進む全身の関節の痛み。新幹線で通ってこられています。治療前は写真のように前にも横にも痛みが強すぎてほとんど挙上することができません。

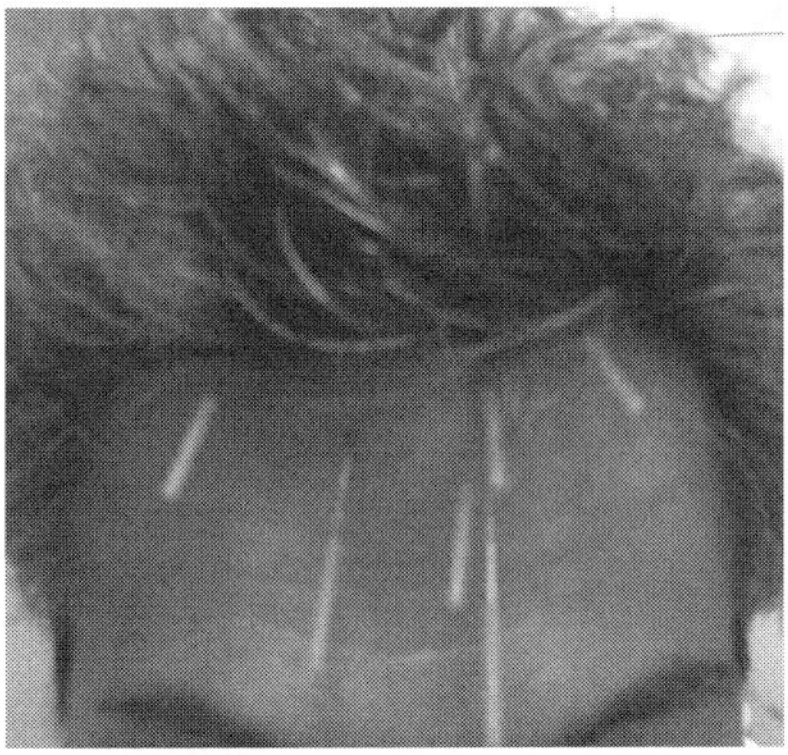
YNSA施行①

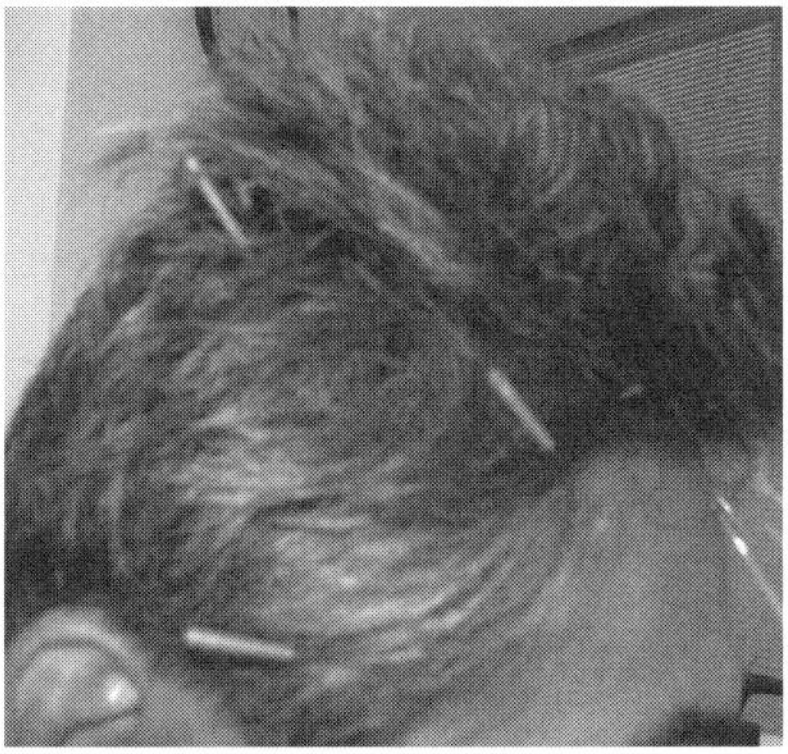
YNSA施行②

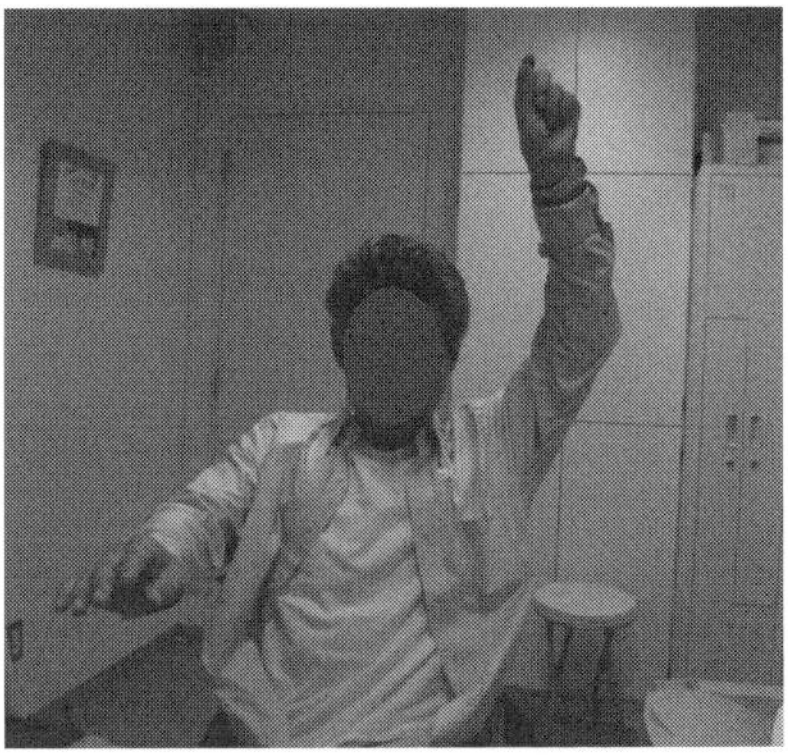
治療直後①

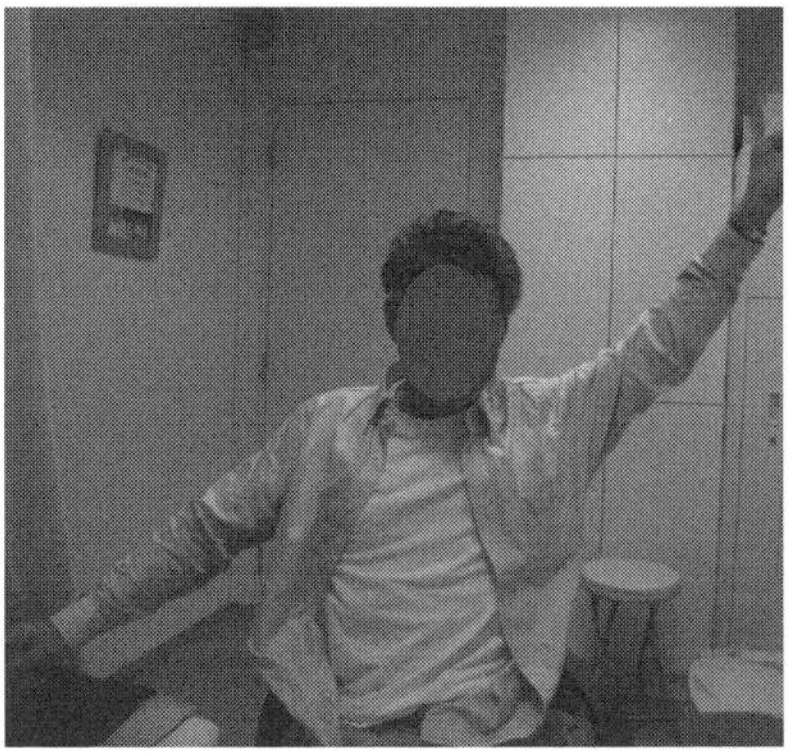
治療直後②

しかし治療後は初めから最も悪い右肩の挙上はまだまだですが左は前、横ともしっかり挙上できるようになっています。なお、この写真は初診時、ＹＮＳＡ一回施行しただけの写真です。

⑸七〇代女性：一〇年以上のリウマチ歴。関節変形は強いです。ＹＮＳＡスタートしたばかりですが、痛み止め一日三回から一回で対応できるようになってきています。今後に期待しています。

効果なし

四〇代、五〇代の女性の二名は五〜一〇回程度治療を行いましたが、あまり効果ないとのことで残念ながら治療を止められました。

・多発性筋炎・強皮症　三〇代　女性

数年来の疾患罹患歴があるため、関節の変形がすでに起こっている方でした。とにかく薬を使いたくないということでサプリメントなど使用しながらがんばっていました。これまでほかの診療所で鍼はしたことがありましたが、とても自分には合わないと感じたそうです。しかしＹＮＳＡはどうしてもやってみたいということで、勇気を振り絞り来院してくださいました。

三回の治療で「痛みも皮膚もだいぶ調子が良いです」といっていたの

ですが、その後数カ月、来院がありませんでしたので、やはり鍼はいやだったのかなと思っていたのですが五カ月後、久しぶりに来てくださいました。

そして、「先生、妊娠しました！」というのです。

実はこの方、子供さんが一人いらっしゃったのですが、自分の病気のこともあり、将来が不安なため何とか二人目を作り、もし自分に何かあっても兄弟が協力してがんばって生きていけるようにしたいと考えていました。しかし検査だけ行っている病院からは「妊娠の可能性はとても低いだろう」といわれていましたし、ここ二年以上、夫婦で努力しましたが妊娠することはなく、また正直妊娠できるほど体調も良くありませんでした。しかし、ＹＮＳＡ治療後、妊娠、そしてそれに前後する形で病気も急速に良くなり、今は痛みもほとんどなく、さらに皮膚の症状も改善したというのです。

私自身、二人目の子供がお母さんにプレゼントしてくれた病気の改善効果が一番だと思いますが、ＹＮＳＡも少しは役立ったかなと感じています。そろそろ生まれたころだと思います。赤ちゃんに会えるのがとても楽しみです。このような症例に会えた時、医者になって良かった、ＹＮＳＡの技術を私が持っていて良かったとつくづく思います。

④片麻痺（脳卒中）

番町クリニックではまだ四例しか症例がないため一例ずつ検討していきます（一例は前述）。

・七〇代　女性（既出一九頁）

数年前脳梗塞発症、その後左麻痺が見られた患者さんです。写真へ示したように、脳梗塞の後遺症で麻痺のある左腕は、治療前はほとんど挙がっていません。それがＹＮＳＡ施行後、一度の治療で肘が肩まで挙がるようになりました。これまでのリハビリではまったく効果が実感できませんでしたので、腕が突然挙がったのには驚くと同時に非常に喜んでいただきました。以後定期的に通院されています。

四回目の治療にてさらに手の上昇は改善しています。そして一〇回目の写真です。わかりにくいですが右ひじが肩を超えて上がるようになっています。

歩けるようになるかといわれれば困難かもしれませんが、手、足共に

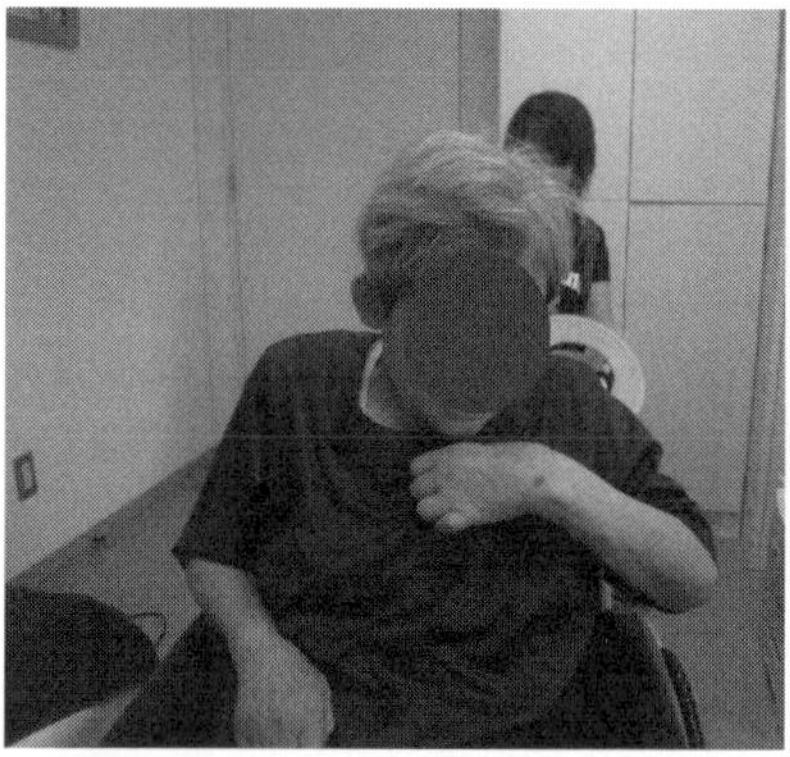
治療前

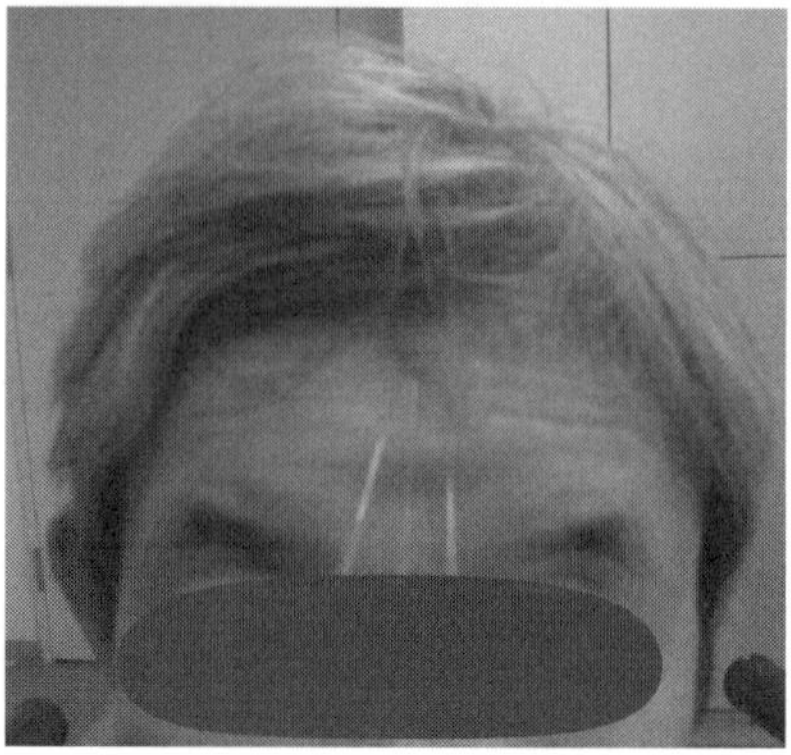
ＹＮＳＡ施行

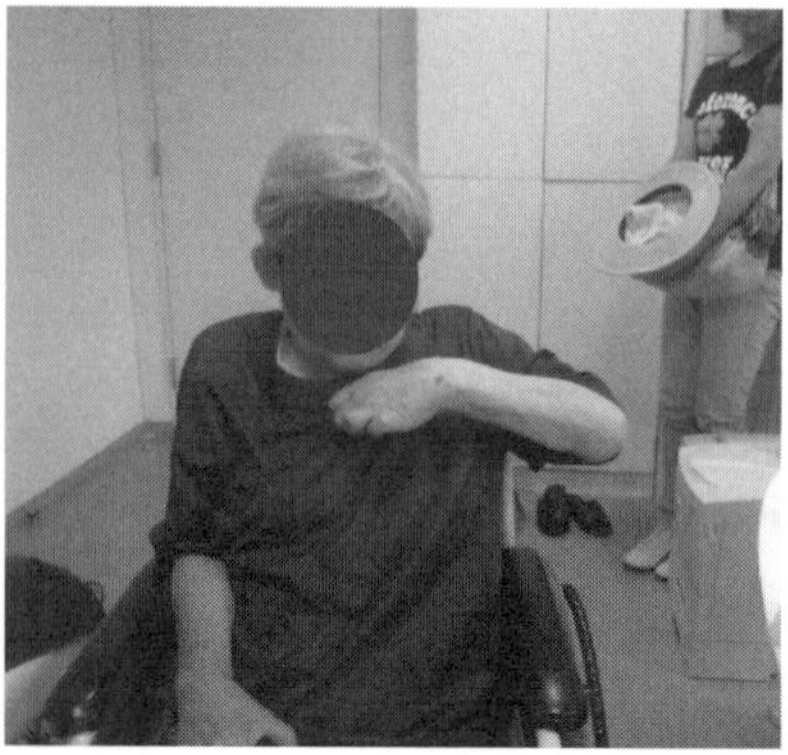
治療直後

今後さらなる機能改善は期待できると思っています。

・脳梗塞後左下肢の感覚異常　七〇代　女性

ＹＮＳＡを数回施行。長年あった下肢の感覚異常がだいぶ楽になり歩きやすくなったと喜ばれています。

・脳梗塞後の視野障害　七〇代　男性

視交叉の部分に梗塞があるため視野狭窄をはじめ視覚異常あり。ＹＮＳＡによる視野狭窄に変化はありませんが、明るさが戻り、瞼がしっかりと上がり非常にものが見やすくなったといわれ、現在も定期的に通ってこられています。

・脳梗塞後の左完全麻痺　七〇代　男性

左側の完全麻痺の方。左側はピクリとも動かすことができません。ＹＮＳＡを三回行いましたが改善なく、治療中止となっています。少しでも動きのある部分麻痺は効果ありますが完全麻痺はＹＮＳＡでも難しいかなと感じています。

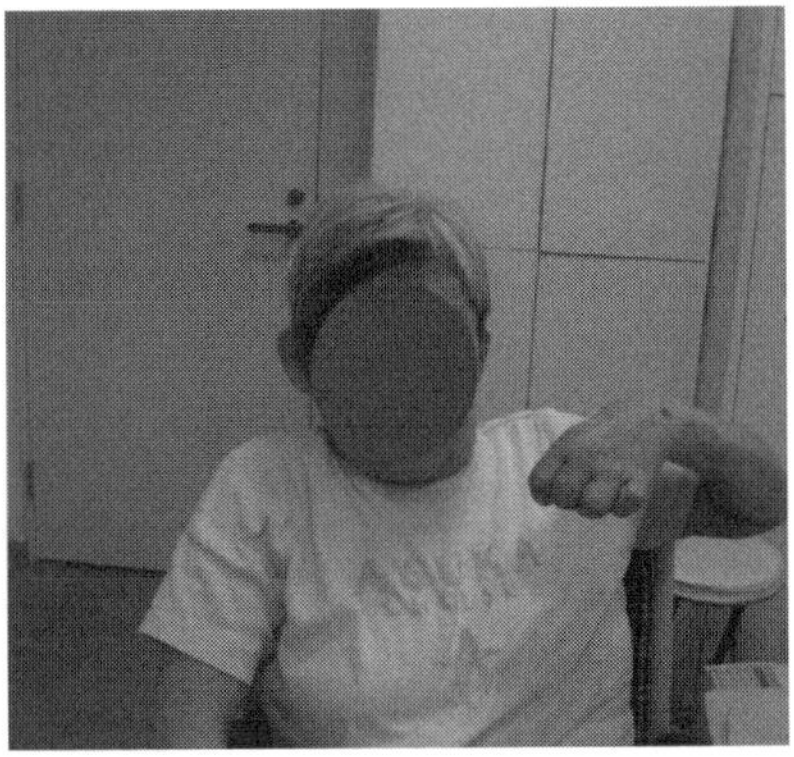

治療四回目

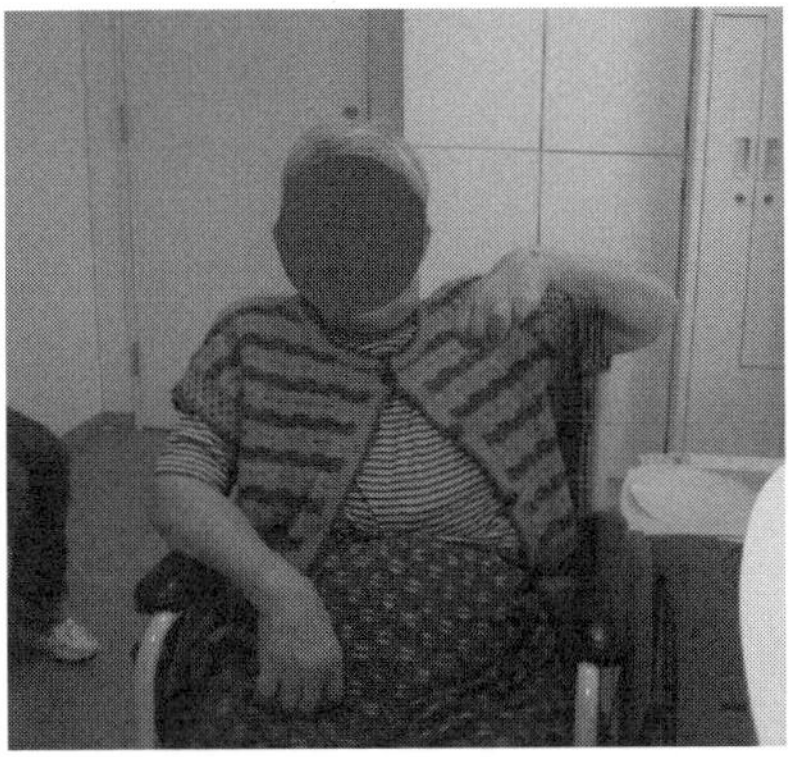

治療一〇回目

⑤そのほかの疾患

・パーキンソン病　五〇代　男性

薬は数種類飲まれている方でした。ＹＮＳＡを五回施行しましたが大きな改善がなかったのか、それ以降来院されませんでした。

・ＰＳＡ高値（前立腺癌疑い）七〇代　男性

もともと癌についての相談に当院来院。手術はしたくないしできれば検査（生検）もしたくないとのご希望。本人は鍼をしながら様子を見たいとのことでしたので、ＰＳＡ上昇あれば再度検討するということを条件にＹＮＳＡのみ施行し様子を見ました。そうしたところＰＳＡはまったく変化なく安定でしたがそれ以外、夜間頻尿、首痛、肩痛、腰痛、下肢の痺れ、痛みが消失、体調が非常に良くなってきたとのことです。実はこの方、新幹線で通ってこられているのですが、奥様がこの変化に驚き「こんなにいいのなら、ぜひ鍼を続けて」との強いリクエストがあり、現在も月に一回、がんばって新幹線で通って来てくださっています。体調万全、来年は富士登山を目指すと張り切っています。

・顔面痙攣　五〇代　男性

三〇年以上にわたる顔面痙攣の方です。これまで漢方、鍼、灸、気功、ボツリヌス毒素（ＢＴＸ―Ａ）療法、さまざまな病院の診察を行っていますがまったく改善ないということで来院されました。三回ほどＹＮＳＡを行いましたが、大きな改善がなかったようで来院されなくなっています。ちなみに、以前いた山元病院の臨床も加味すればこの方を入れて顔面痙攣は全部で四例診ています。結果は一例は完全寛解、二例部分寛解、一例は効果なしでした。ちなみに完全寛解の方は内服薬（抗ウイルス薬）の併用も行っています。

・ばね指　二例

ばね指とは、手指の曲げ伸ばしが上手くできず、ばねのようにパチンと弾くような現象を起こすものをいいます。一般的には成人では中年女性に多く、ステロイド剤腱鞘内注射や腱鞘切開手術が有効とされています。今回当院で経験しましたのは六〇代、七〇代の女性でした。七〇代女性は五回治療を行いましたが大きな変化はなく、治療終了となりました。もう一例は一回目の治療で、効果がすぐに出て、ばね指がすっと伸びましたが、数日後には元へ戻りました。しかし週一回の通院を繰り返していきますと、少しずつ調子の良い期間が長くなり、二カ月目に入る

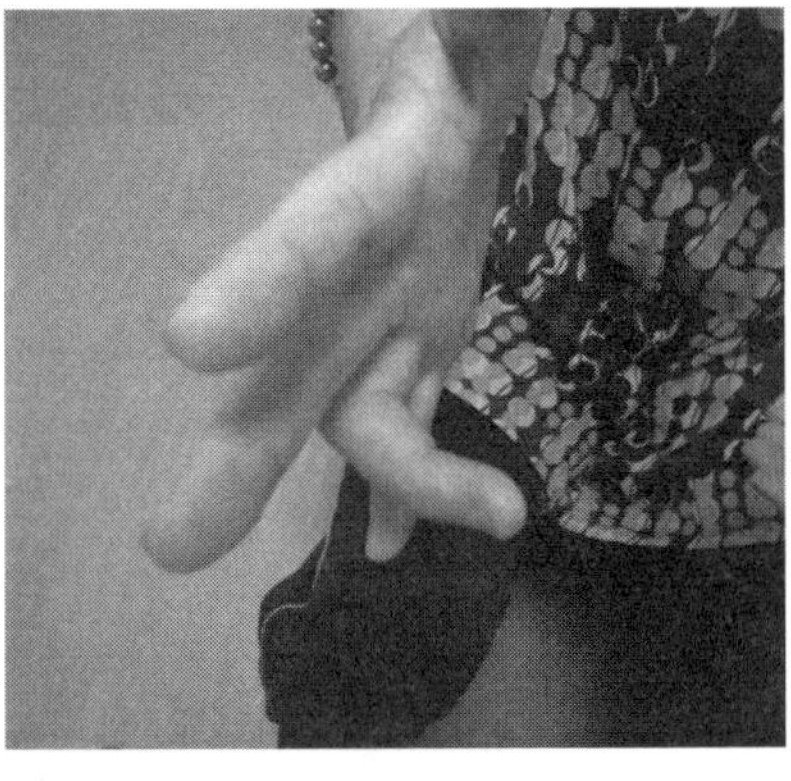
治療前

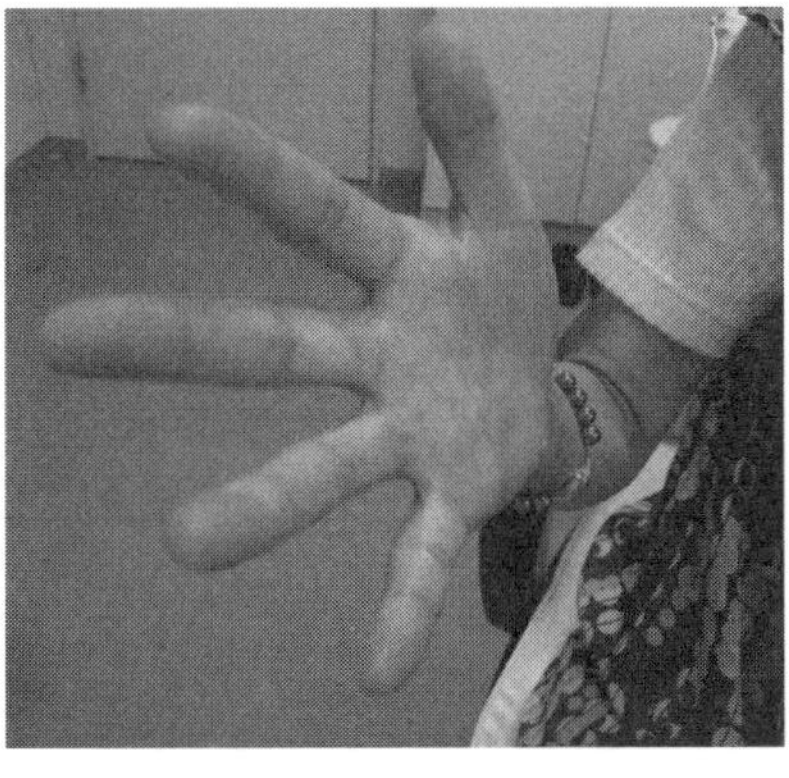
治療直後

ころから症状が目に見えて良くなっていきました。現在は月に一回程度の通院で、痛みは軽減し、指の伸展も可能になっています。一〇年も不自由を強いられただけに、ご本人も喜んでいらっしゃいます。

3　体験談（山元病院および番町クリニック）

・五〇代　女性　～痛みがなくなり感謝です～

「私は現在五〇代前半の女性です。学生時代からスポーツに打ち込み病気には無縁、二二歳で結婚しました。その後三人の子供にも恵まれ家族全員健康そのものの生活をしておりました。

そんななか十数年前、当時主人が漁業を営んでおり、年に数回の整備を手伝っておりました。ある時、ペンキ塗りの手伝いをしていて梯子からコンクリートの上に落ち、肩、腰などを強打しました。病院で見ていただき、幸い打撲だけとのことで安心しましたが、いったん痛みは治りましたものの、その後しばらくしてから、肩こり、頭痛に悩む日が多くなりました。それから整骨院、病院を転々としましたがまったく改善なく、本当に憂うつな毎日を過ごしていました。また昨年キンカン農家の手伝いをするようになったところ、左手首が腫れるようになり、痺れと激痛で朝まで眠れないという日が出現、さまざまな病院に行くも改善なく、気が付けば七カ月が過ぎていました。

　そんなある日、近所の人から加藤直哉先生の鍼治療を薦められました。鍼治療は不安でしたが、受診することに決めました。レントゲン検査などにより頚椎椎間板症と診断され早速治療をお願いしました。三回ほど治療してもらったころから、あの深夜の痺れや痛みがなくなり、久しぶりに一度も目覚めることなくゆっくり眠れるようになりました。驚きとうれしさに感謝の気持ちで一杯になりました。

　東洋医学に偏見もあり、最初は半信半疑で鍼治療を受けましたが、今は絶対の信頼の下、少し体重の減量に取りくみながら、前から屈伸の時につらく感じていた左膝の治療を受けています。最近では歩行時の痛みもまったくなく、ずっとできなかった正座もできるまで回復しました。ありがとうございました。もっと早くこの治療に出会っていればと思うこのごろです」

・七〇代　女性　～夫婦でお世話になっています～

「主人七八歳は腰痛のため近所の病院にいっていました。治療直後は腰の痛みも和らぐのですが、時間がたつにつれて痛みが戻るという繰り返しでした。

トイレに行くにも伝い歩き、洗面はとても苦しそうでした。

そのような時、友人と会い山元式新頭鍼療法の治療を薦められ受診させていただきました。二、三回の治療で驚くほど腰の痛みが取れ、近頃ではジョギングもできるようになっています。

私自身、主人から頭鍼療法のすごさは聞いていたのですが、頭に鍼を刺すなど恐ろしくて、受ける気はまったくありませんでした。

しかし、ある日、左足首を捻挫し、腫れがひどく、痛みのため歩行も不自由なほどでした。そんな時、主人から鍼治療を薦められました。恐怖が強かったのですが、あまりの痛みと苦痛で、少しでも良くなればと思い勇気を出して病院へ向かいました。

ドキドキしていましたが、頭鍼療法は思ったほど痛みもなく『な～んだ』とあっけないほどでした。しかし、四、五本頭に鍼を打ち、先生に『どうですか』と聞かれた時、痛みが消えていることにびっくりしました。その後、数回の治療で痛みも改善し、今では、なんと膝の痛みまで取っていただき、正座までできるようになりました。頭鍼療法に心から感謝の日々です」

・六〇代　女性　～リウマチが治り楽しい毎日を送っています～

「私は平成八年に手の指、足の指、手首に痛みがあり、リウマチと診断されました。早く治したい一身であらゆる病院へ行きました。どこの病院でも免疫抑制剤、ステロイド、痛み止め等々が処方されるばかりでした。

平成一五年、痛みがさらに激しくなり、また膝など新たな痛みの部位が増え、さらに強い薬を飲むようになりました。

そのような時、私の知っている人がリウマチの薬の副作用で立て続けに二名亡くなりました（※患者さんの文章をそのまま記載しています）。その時私もたくさんの薬を飲んでいたのでショックを受けました。それ以来、薬を飲まないで少しでも楽になりたいと考えるようになりました。悔しさと人にわかってもらえない痛さで何度泣いたかしれません。

ある時、Oさんに出会いました。お話を聞くと『私もリウマチだが加藤先生に治療してもらって薬は飲まなくてよくなった』と聞いてびっくりしました。早速先生の治療に行きました。とっても感じの良い先生でした。

まず食事のこと、入浴、睡眠など日ごろの生活で大切なことを詳しく教えていただきました。そして平成二〇年一月より週に一回の治療を受けました。治療中は世間話をしたり、日常の注意点などを聞いたり、楽しく治療してもらっています。

それにより、一〇年以上も飲んでいた薬を徐々に減らせ、一カ月で止めることができました。薬を飲まなくても特に痛みがあるわけでもなく、楽な気持ちになりました。また四カ月が過ぎると体も軽くなり、血圧の薬を飲まなくても正常な毎日が続いています。

友人や近所の人から『元気になったね』『スマートになったね』とうれしい声をかけてもらえます。治療を始めてから、これまで痛みでどこにもいけなかったのが、現在は友だちと遊びに行ったりして楽しい日々を送っています。また、好きな農作業もできて大変幸せです。爪もみ、頭マッサージなど家でできることは続けたいと思います。

加藤先生と出会えて良かったと感謝の気持ちで一杯です。

リウマチの方、またほかの病気でお悩みの方はぜひ、この治療をなさってみてください。私はこれからも治療を続けたいと思います」

・六〇代　女性　～めまいがなくなり、楽しい毎日を送っています～

「今から一〇年くらい前より、頭のふらつきに悩んでいました。耳鼻科、脳神経外科、心療内科、内科などさまざまな病院に通いましたが、改善なく、日に日にひどくなっていきました。

原因不明のめまいということで、ほとんど毎日注射を打っておりました。

今から二年前くらい、さらにめまいが激しくなってきました。そんな時、山元病院で鍼のことを聞き、わらにもすがる思いで、受診しました。

鍼をした後、これまで苦しかったのが嘘のように頭の中がスーッとして眼が楽になり視野もはっきりしてきました。またこれまできつかった首筋のコリも取れ、これまで後ろに回すことができなかった首が楽に回るようになりました。

その後、週に一回の鍼で頻繁に起こっていためまいもなくなり、忘れたころ、わずかに起こる程度で日常生活に支障はありません。

心も体も楽になり、楽しい毎日が送れています」

・六〇代　男性

～二〇年来苦しんできた耳鳴りが楽になり感謝しています～

「私は二〇年くらい前から耳鳴りが出現し、さまざまな病院へ通うも改善なく、『この耳鳴りは治らない』といわれ、諦めておりました。

しかし年がたつにつれ徐々に激しくなり、突然『わーっ』と大音量の耳鳴りが起こるようになり、その時は両手で頭を抱えないといけないほどひどいものになってきました。

そんな時、『頭の鍼で耳鳴りが治った』という話を聞き、あまり期待せず受診をしました。

正直最初の鍼では『少し楽になったかなあ?』という程度でしたが、数回続けた時、『あ、あの大音量の耳鳴りがこの一週間まったくない』という事実に気が付きびっくりしました。そして、この鍼のすごさを実感しました。その後、週に一回の治療を続けていたのですがさらに驚いたことが起こりました。それは、これまでまったく聞こえなかった小鳥のさえずりや虫の鳴き声が聞こえるようになったのです。もう、うれしくてたまりませんでした。

今では、庭にいても、妻より早く、電話の音にも気が付くようになり、妻も驚いています。

今後も続け、まだ少し残る耳鳴りを改善できるようがんばりたいと思います。

本当に、ありがとうございました」

・一〇代後半　男性　～アトピー性皮膚炎が治りました～

「一九歳の学生です。中学の時にアトピー性皮膚炎と診断され、さまざまな治療を試してきました。加藤先生に出会うまで、ほかにも何件か皮膚科を受診しましたが、どこでもステロイド剤を使った治療でした。ステロイド剤を使えばすぐに炎症や痒みは治まっていたのですが次第に効かなくなり、強い薬に変更、また効かなくなりさらに強い薬へ……と、その繰り返しの治療をしていました。

そのころ、妹が円形脱毛症で加藤先生の治療を受けており、治療効果を上げていました。聞くとアトピー性皮膚炎の治療にも効果があるということでした。

当時はステロイドの塗り薬＋内服をしていた時期で、高校卒業後思い切って加藤先生の治療を受診しました。

治療としては、家庭では、肉、揚げ物、砂糖の入った食べ物を避けること、毎朝、りんごと人参の一〇〇パーセントジュースを飲むこと、汗をかくこと、睡眠をたっぷりとること、あとは木酢液の入ったお風呂に入ることを実行しました。週一回の通院では、脱ステロイド＋漢方薬、そして磁石鍼による治療を行いました。

治療開始直後から、ステロイド剤のリバウンドが始まり、体中の痒みに加え、皮膚がただれ、化膿しだし、特に顔はいつも真っ赤でよく出血するほどひどい状態でした。朝起きると前髪が顔に張り付き、眼は膿で固まって開きませんし、枕カバーも毎日換える必要がありました。そのころの心理状態はとても憂うつで、通学の列車内でも人の視線が気になり、タオルで顔を隠していたりしました。大学の友人から『自分がもしお前の立場だったら、学校に行けんと思う』といわれました。当時はそれぐらいひどかったです。

そんな中、週一回加藤先生の所に通うのが唯一の救いでした。親身になって悩みを聞いてくださり、精神的に本当に楽になりました。さらに、治療（磁気鍼でツボ刺激）の後は、一時的ですが顔の赤みも引いて、体中の痒みも抑えられました。当初は一年ぐらいで本来の状態になるといわれていましたが、半年ほど経過したころには顔の状態はすっかり良くなり、むしろ治療開始前よりもきれいになりました。本当に驚きです。今、治療を開始して一〇カ月経過しましたが、背中に少し症状が出ているだけですので、治療を続けて『アトピーは治る』ということを自分自身の体で確かめたいと思います」

・二〇代女性　～薬じゃ治らないと宣告されたうつ病からの回復～

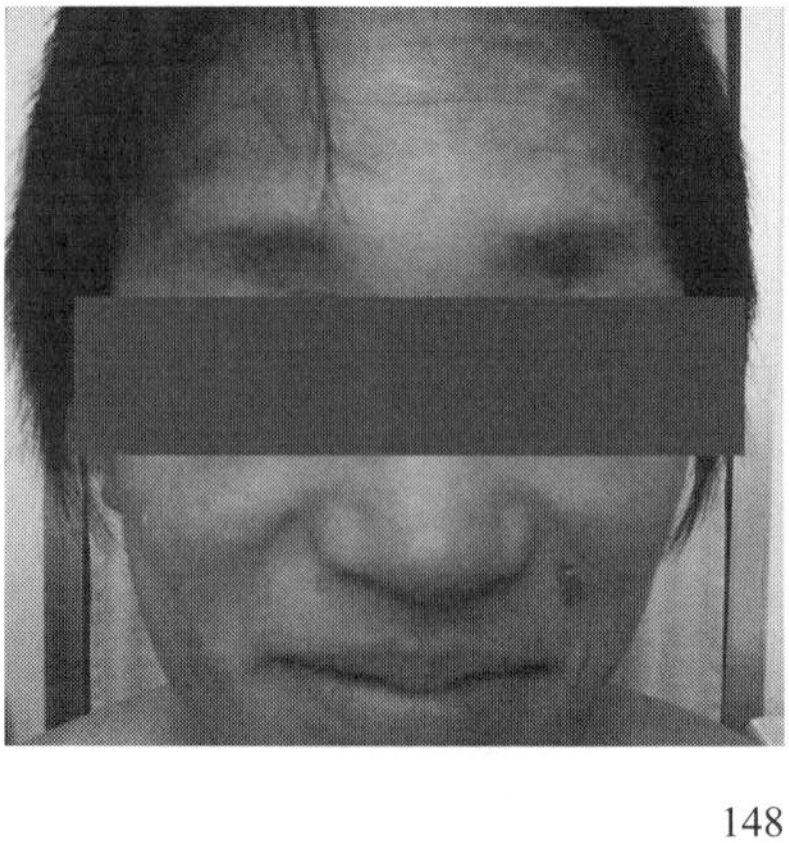

ステロイド断ち一カ月後

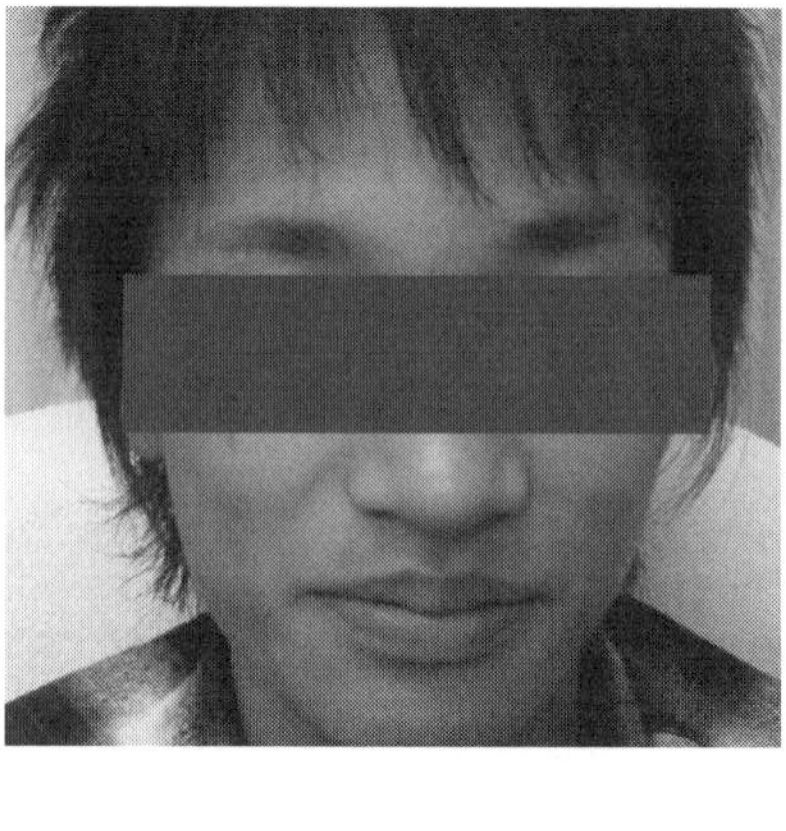

治療六カ月後

「私は大学入学と同時に、体調を崩しやすくなりました。最初は、大学入学やそれに伴い一人暮らしを始めたことによる環境の変化のせいだと思っていましたが、体調不良は年を重ねるごとに悪化していきました。眠れない日が続くようになり、眠れても一時間か二時間で起きてしまい、食欲不振や過食を繰り返し、体重が一〇キログラム以上増えました。何をするにも無気力で、やらなくてはと思っても身体がついていかず、憂うつで何もできない日々が続き、気が付くと私は引きこもりになっていました。

何もできず、ただ家に閉じこもっている自分が生きていていいのかわからなくなり、腕を自傷したことがきっかけで精神科に通うようになりました。精神科に通う中で、どんどん薬の量は増え、一日一〇種類以上の薬を飲んでいた時期もあります。しかし、体調は悪くなる一方で、特に全身のさまざまな部位の痛みがどんどんひどくなっていきました。最初は腹痛に始まり、腰の痛み、背中の痛み、肩甲骨の痛み。痛みが一晩中続いて眠れない夜が何度もありました。そして、体調がひどくなるにつれ、薬だけでは完治しないと宣告されたのでした。

途方に暮れ、この先どのように治療していけばいいのかわからず迷走している時に、母の紹介で現在の番町クリニックにお世話になることになりました。番町クリニックでは、投薬治療のほかに山元式新頭鍼療法と交流磁気治療を週に一回のペースで行っていました。加藤先生はとても素敵な先生です。ほかの精神科で出会ったどの先生よりも、私の話にしっかり耳を傾けてくださり、私に希望を与えてくれました。『死にたい。死にたい』と繰り返す私に、先生は約束をくださりました。先生の所に通うようになり、私は次第に先生と話をすること、治療することを楽しみに思うようになりました。投薬治療の時のような、薬に頼っているだけでまったく治らない不安が、先生の言葉と治療により、『私も治るかもしれない。病気を治したい』と思えるようにさせてくれました。

鍼治療と交流磁気治療の併用による治療は、精神的な面の改善だけではなく、身体的な症状にも大きな変化を与えました。何より救われたのは、身体の痛みが軽減されていったことです。今でも、精神的な負担が大きくなり、神経痛を感じると治療に行っています。交流磁気治療は、ベットの上に二〇分寝るだけのシンプルな治療方法ですが、磁石を持っている手から磁気振動を感じるたびに、身体の中を電気振動が駆け巡っているのがわかります。実際、ベットで横になっていると身体がポカポカしてきて、交流磁気を使う時と使わない時で鍼の効きが変わってくるほどでした。交流磁気のおかげで、がちがちに凝り固まっていた肩も以前に比べて柔らかくなり、腰痛も軽減することができました。

　薬をやめることも、病気が回復することも半年前の私には考えられないことでした。加藤先生や、番町クリニックの温かいスタッフの皆さん、そして病院を紹介してくれて、ずっと支えてくれた母に心から感謝しています。これからも精神的な不安から体調を崩すことがあるかもしれませんが、病気を乗り越えたことで強くなっていきたいと思っています。そして、同じような病気で今も苦しんでいる人たちにも、私のように完治に近い状態になれるという希望を持ってもらえるようにがんばっていきたいです」

Ⅶ章　YNSAを利用した日常健康法

1　自分の健康は自分で守る

「年収三七〇万円、今年一年間の借金五二〇万円、現在の借金総額一億円」

このような放蕩生活をしている人がいます。われわれが住む日本です。

この国の借金は二〇〇九年三月末の時点で、国の借金八四六兆四九二六億円、地方の借金二〇〇兆円、しめて一〇〇〇兆円オーバーです。

これに対して、税収は三七兆円、国債発行五二兆円となっています。つまり簡単に言えば一〇〇〇兆円の借金がある中、税収は三七兆円しかないのに、五四兆円を借金して年間九一兆円の贅沢をしているということになります。

このような厳しい日本財政において、日本が今後「健康保険」という制度を維持していくのは非常に厳しいと考えてよいでしょう。

「二〇〇九年度国民医療費概要」によれば、二〇〇九年の医療費は総額三四兆八〇八四億円！　なんと国の年間税収より高額です。このうち皆さんが納めた保険による収入は一六兆九七〇九億円、患者負担が四・九兆円、そして不足分一三兆円分が国の借金なのです。

しかも、これは二〇〇九年だけの話ではなく、ここ十数年常に続いている現象です。その結果が、「年収三四〇万円の家庭の借金が一億円」という現実なのです。

もうわかりましたよね。

現在ある健康保険は借金を続けながら、無理矢理維持している制度なのです。もう、出血多量で、いつ死んでもおかしくない、つまりこの制度そのものが限界を超えているのです。

さらに今後、高齢者が増え続ける日本では、毎年一兆円ずつ医療費は増えると予想されています。しかし一方、保険料を納める労働人口は減る一方ですからこの差は開くばかりです。

明日「健康保険」という制度を維持することができなくなっても理論上なんの不思議もないのです。

ではどうしたらよいのでしょうか？

答えは一つ、「自分の健康は自分で守る」という決意です。

よって、ここで、YNSAを使った健康法をお話し、自分の健康維持を各々が目指してもらいたいと思います。

2 YNSA親指爪療法

①痛み全般に対して

これは、個別の症状に対応するための治療法です。やり方はとても簡単です。

(1)まず基本点AからI点のだいたいの位置を再度確認してください。
(2)自分の症状に合った点を使います。例えば肩こりならA点～C点、腰の痛みならE点、坐骨神経痛ならF点などです。
(3)だいたいの位置を親指の爪で軽く押してみてください。そうすると「ぴりっ」と痛みが走る場所があります。
(4)そこをそのまま親指の爪を使い一〇秒間息を吐きながら押してくださ

い。
(5)そこで効果を感じられたら、合計三セット続けてください。
(6)効果が乏しい場合はほかのツボと併用してください。

以上を一日三回程度繰り返せば痛みはぐっと落ち着くと思います。

②感覚器の異常に対して

難しく書きましたが、いわゆる「目の疲れ」、「鼻づまり」などに対するセルフケアです。これは額にある感覚点「目点」、「鼻点」などを利用することで解決します。

長く本を読んだりした場合、私はいつも目の点を指圧しますが、本当に三〇秒ですっきりとします。ぜひ一度お試しください。私はこれのおかげで、暇さえあれば本を読んでいますが今でも裸眼で〇・九〜一・〇をキープしています。

③内臓器疾患に対して

急性期疾患

少しツボを探すのが難しいと思いますが、これも十二内臓点を使えば治療しやすいです。

例えば、いわゆる下痢の場合、これは側頭部の髪際の小腸、大腸の点がポイントです。そのあたりを刺激するととても痛い所があるのでそこをゆっくり前記の様に息を吐きながら押してください。爪で押しにくければ箸やボールペンの裏を使って気持ちの良い程度に刺激してもかまいません。これにより、症状が緩和されるのを感じるはずです。

私も電車内で便意を催した時、この小腸、大腸点に何度も助けられました。

慢性疾患

例えば糖尿病の場合、ポイントは血糖値を下げるホルモン、インスリンを放出する「膵臓」です。よって、この膵臓に最も重点を置いて指圧してください。毎日一〇秒×三回を三セット（合計時間一分三〇秒）ゆっくり押すだけで効果が期待できます。

ただし、このような場合は全身的なバランスを整える必要がありますから、以下に示す「体全体」をケアするマッサージを併用していただければより効果は高いと考えられます。

④全身のセルフケア

今からお話しするのは、「病気を治す」という目的も当然ですが、むしろ「病気にならないためのセルフケア」だとご認識ください。

これまでもお話ししてきましたが、ＹＮＳＡにおいて、ポイントとなるツボは前頭部および前額部の正中から左右一センチメートルの間でした（図48）。

つまり、このルートの指圧は、目、鼻、口という感覚器はもちろん、十二の内臓すべて、さらに十二脳神経と大脳、小脳、脳幹をすべて刺激することになります。

よってぜひここを毎日爪指圧

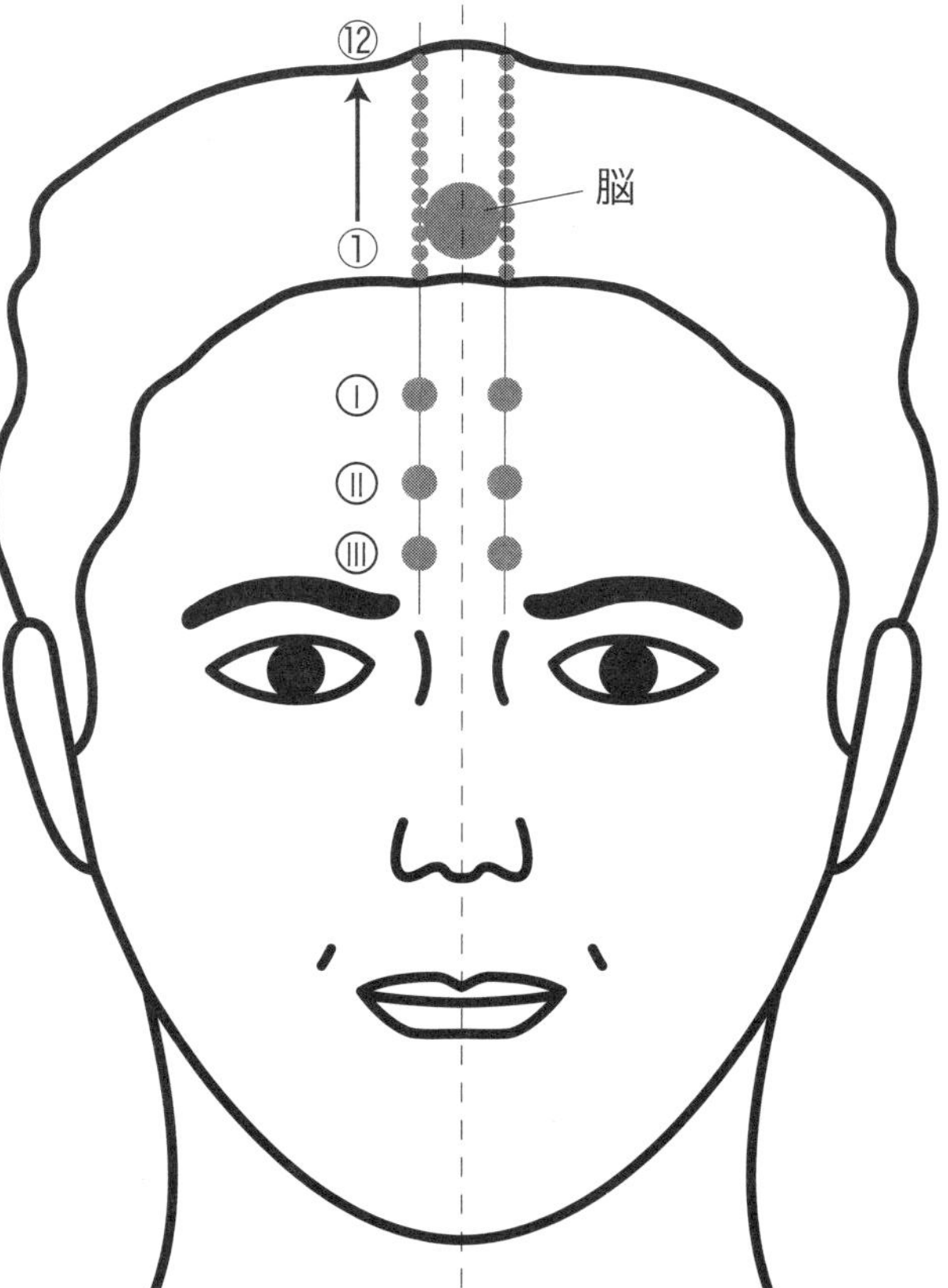

図48　YNSAのツボ

してください。

やり方はいたって簡単です。

(1)まず親指の爪を鼻根部に当てます（爪を外向き）

(2)そこから頭頂部（あたまのてっぺん）まで指の間隔を約二センチメートルに保ったまま少し痛みを感じる程度に押していってください。

これをゆっくり息を吐きながら一回三往復、一日三回繰り返してください。その際、痛みが特に強い場合は特に念入りに指圧してください。

以上で驚くほど頭はすっきりし、視野が明るくなり、内臓、脳が元気になります。

いつでもどこでもでき、道具も必要ないとても簡単なセルフケアです。ぜひ、毎日続けて病院に行かない人になってください。

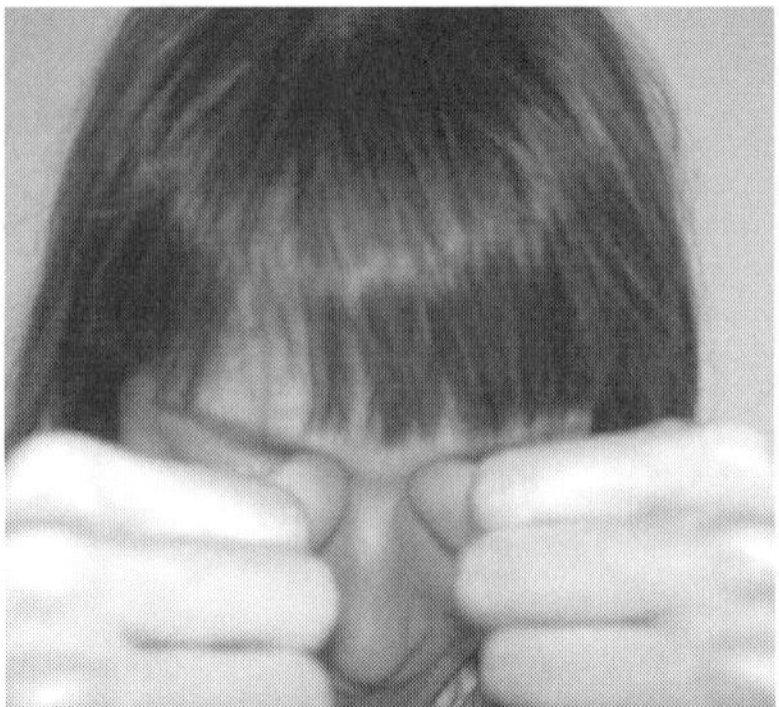

親指の爪を鼻根部に当てる

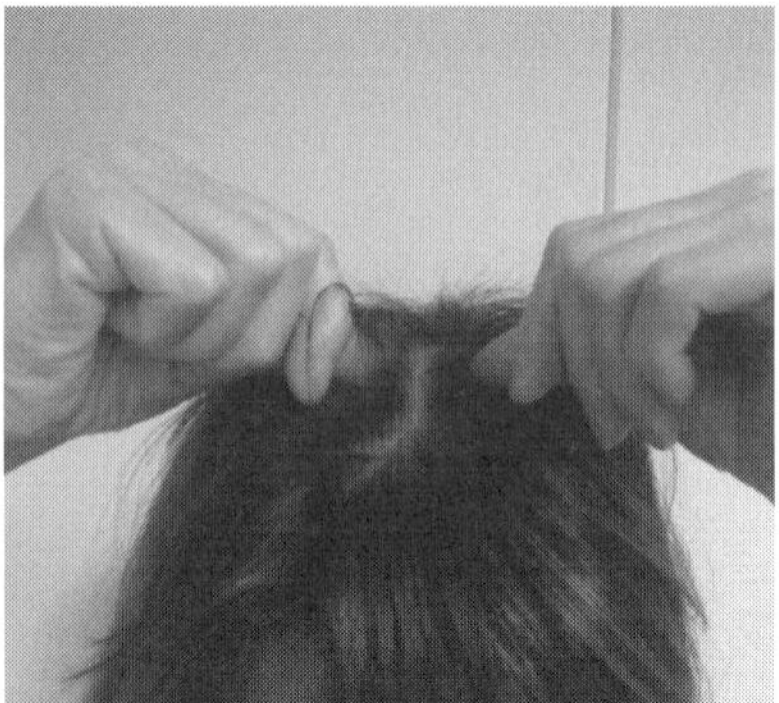

頭頂部まで押していく

Ⅷ章　痛みについて

1　痛みと「長寿」「ストレス」の関係

さて、これまでＹＮＳＡについて説明を行ってきましたが、この章では、少し主旨を変えて「痛み」について解説したいと思います。

なぜ、わざわざ「痛み」を取り上げるのでしょうか？

それは、ＹＮＳＡを希望してこられる患者さんは、何らかの痛み（痺れ）を主訴として来院される場合が非常に多いからです。

これほどまでに「痛み」の訴えが増えた理由は大きく二つ、「平均寿命の伸び」と「ストレス社会の増加」です。

もともと、紀元元年ころのローマでは出生時平均余命は二二歳くらいだったといわれています。そこから一七〇〇年たったイングランドの記録でもやっと三四歳でした。一二歳の伸びになんと一七〇〇年も費やしているのです。そして一九〇〇年初期、第二次世界大戦前の日本での平均寿命でやっと五〇歳そこそこでした。つまり、紀元元年から一九〇〇年かけてやっと二八歳の寿命を延ばしたことになります。

しかしその後の平均寿命の伸びはすさまじく二〇一一年の今、日本人の平均余命は古稀を超え、喜寿を超え、女性は米寿に近づいています。つまり六〇年の間に、一九〇〇年かけた以上の寿命の伸びを見せているのです。

戦後の平均寿命の伸びは、もちろん人類史上例はありません。これは人類の進歩による衛生環境の向上、栄養状態の改善、疾病対策などがもたらした恩恵です。

しかし、この長寿の恩恵と同時に、老化や生活習慣病に伴う骨粗鬆症、圧迫骨折、変形性腰痛症、糖尿病性疼痛、癌性疼痛など難治性疼痛と直面する事態となりました。

長寿を願ったその先の皮肉な報酬として、われわれは今、この「痛み」という大きな問題に直面したのです。

「長寿」になればなるほど、老化が進めば進むほど体の機能が低下し、骨などの変形、障害が起こり、それに伴い「痛み」が大きな問題として、降りかかってきます。つまり痛みとは、「生物学的（物理的・構造的）損傷」という負の恩恵です。

一方、老化とは反対に、近年若年者の痛み（腰痛など）も非常に増加しています。

その原因が「ストレス」といわれています。学術的には「生物・心理・社会的疼痛症候群」というふうに分類されます。これについては後ほど詳しく説明しようと思います。

とにかく、痛みが進めば、本人は当然勤労が行えません。また、家族、ほかの勤労者が動けない人の介護に回ります。さらに、治療費も発生します。これに伴う経済的損失は計りしれません。

また、この痛みが解決されなければ、生きること自体が苦しみに代わってしまう……。それはあまりにも悲しいことです。

だからこそ「痛みの制御」は必要であり、ＹＮＳＡが大きな威力を発揮すると考えるのです。

ここからは、「痛み」を科学的に考え、それに対してどの治療が適切か、不適切かを考えていこうと思います。

その中で、今行われている治療の是非を一人ひとりが考え、対応していただければ幸いです。

2　痛みのメカニズム

痛みに対し、最も一般的に皆さんが行う方法は、病院でもらう（市販薬も含め）「消炎鎮痛剤（痛み止め）」の使用でしょう。とにかく「痛い」といえば、内服薬、貼付剤であるシップなどこの「消炎鎮痛剤」が処方され、ひどい方は何年も飲み続けている場合もあります。

しかし、これにはとても問題があります。なぜなら副作用が多く、場合によっては使用そのものが治癒を妨げるからです。

よって、ここで、痛みについて説明しながら、正しい消炎鎮痛剤の使用方法、長期間飲み続けることの害、痛みに対する正しい対処方法などについて考えていきたいと思います。

①痛みの種類

前記を考える前にまず、「痛み」について解説します。

ここでは痛みを大きく「侵害受容性疼痛」と「神経因性疼痛」の二つに分類し説明していきます。どちらもあまり聞き慣れない言葉ですが、この理解が今後の治療選択に非常に大きな意味を持ちますので、大まかでよいのでご理解ください。

②痛みの意義

そもそも痛みは、人間にとって実は必要不可欠なものです。なぜなら、痛みとは「生体の警告信号」、つまり危害や異常が切迫していることを知らせ、危険を回避するシステムだからです。

例えば、今、あなたが釘を踏んだとします。この場合瞬時に痛みを理解し、逃避反射が起こり、瞬時に後ろに飛びのきます。その「痛み反射」のおかげでそれ以上釘が深く刺さるのを防ぐのです。

このような外傷のほか、骨折、打ち身、火傷などわれわれが日常よく経験する前記の痛みを「侵害受容性疼痛」といいます。

もしこの「侵害受容性疼痛」がなければどうなるでしょうか?

私が救急で見た患者さんは焚き火での全身火傷で運ばれてきた八〇代女性でした。この方は脳卒中による半身不随があり、右半身に痛みを感じません。このため、右のズボンに火がついたことに気が付かず、反応が遅れ、火が全身に広がり重症火傷となったのです。この方は不幸にしてお亡くなりになりました。

また、痛みを感じない病気に「先天性無痛無汗症」という病気があります。これは、生まれつき、痛みを感じず汗が出ません。痛みがないため、関節を無理な方向に動かしたり、無理な動作を行うため脱臼、骨折を繰り返します。そして、傷からの感染症なども加わり、症状が悪化、不幸にして成人になる前に亡くなることもある病気です。

つまり、「侵害受容性疼痛」は生きていくために必要不可欠な機能であり、「味方」なのです。

しかし、この痛みが、「味方」から「敵」の要素を多く持つ場合があります。それが「神経因性疼痛」と呼ばれる痛みです。これは、痛みが持続することで、慢性化し、いわゆる消炎鎮痛剤（一般名：ロキソニン、ボルタレンなど）が効かず、麻薬性鎮痛薬（モルヒネなど）も効かない難治性疼痛で、その苦痛は甚だしく、時として人格さえも破壊します。

これはどのような痛みなのでしょうか?

疾患としては、帯状疱疹の治癒後ウイルス感染によって傷ついたことで起こる帯状疱疹後の神経痛、三叉神経痛、交通事故で四肢を切断し、末梢神経が傷ついた後に起こる幻肢痛などが上げられます。一言でいうなら神経が傷ついたことが原因となる痛みです。これは持続性の焼け付くような痛みであったり、些細な刺激で強い痛みを感じる痛覚過敏であったりと非常に苦痛を伴います。さらに神経が傷つき、痛みを繰り返すことで、中枢神経の痛覚受容機構の中に変容が起こり、さらに強く痛みを持続的に感じるという悪循環に陥るのです。

まとめますと、痛みには、人類にとって必要な警告信号としての急性期の「侵害受容性疼痛」、警告の意味を持たず、害をもたらす慢性期の痛み「神経因性疼痛」の二つの痛みがあるということ、急性の侵害受容性疼痛は消炎鎮痛剤が効いて、慢性の神経因性疼痛は消炎鎮痛剤が効かないということです。

では、なぜ侵害受容性疼痛は消炎鎮痛剤が効いて、神経因性疼痛は消炎鎮痛剤が効かないのでしょうか?

以降に、この理由をお話し、いつ、どのタイミングで消炎鎮痛剤（痛み止め）を使うべきかを考えたいと思います。

③痛みに対する治療

まず人間にとって必要な痛みである「侵害受容性疼痛」を考えてみます。

ナイフで指を切ったと仮定しましょう。その際破れた血管からさまざまな物質が放出され痛みの信号を送ります。これにより痛みを感じると同時に、免疫反応として炎症が起こり、傷口から細菌の進入をブロックし、体内の感染を予防します。

つまりこの反応は治癒過程において大事な反応です。ただ、この炎症反応があまりに強い場合、少し困ったことが起こります。というのは、局所に浮腫が起こり、腫れがひどい場合、発痛物質や炎症促進物質の濃縮発痛物質や炎症促進物質の濃縮スープにどっぷり神経が浸かってしまい、それにより繰り返し刺激を受け、痛みの信号を送り続けます。よって、このように明らかな炎症反応（発赤、熱感、腫脹、疼痛）がひどい場合は、まずアイシングを行い、それでも炎症、痛みがひどければ、抗炎症剤を使用し、痛み信号を早めに抑えることは問題ないと思います。というのはこの信号が過剰に続きますと、生化学的連鎖反応により痛み信号が増幅され、その興奮状態は長期的に維持されます。そしてそれにより中枢神経回路網は機能的にも構造上にも変化を受け、正常な反応性が変容され長期的に興奮を維持する方向へ向かい、結果として、傷が治っても痛みが慢性的に続く「神経因性疼痛」の状態へと導かれてしまうのです。

よって、発症初期には早めに痛みを押さえ、背髄細胞の異常な興奮を抑え、痛覚神経機構の変容を防ぐことが重要となります。

以上から「消炎鎮痛剤（痛み止め）」を使用してよい場合は

(1)炎症反応（発赤、熱感、腫脹、疼痛）がひどい場合
(2)痛み発症初期（二週間から一カ月以内）

の二つのパターンを基本と考えます。もちろん、例外などがありますので、絶対ということではありませんが、一般的にはこのように考えています。

この間、痛みの記憶をさせず、生体の正常回帰作用を待ち、神経因性疼痛に移行させることなく、元の正常な健康状態の回復を待つのです。

④なぜ、長期に消炎鎮痛剤を使ってはいけないのか？

前記に示したように、慢性疼痛には基本的に消炎鎮痛剤は効きませ

ん。効かないどころか治癒行為を妨げます。また非常に重大な副作用をもたらす危険をはらんでいます。

では、なぜ慢性痛に効果がないのでしょうか？　またどんな副作用があるのでしょうか？

これらを理解するためには、消炎鎮痛剤がどのように痛みに効くのかを考えることが近道ですので、少し専門的になりますが、解説したいと思います（図49）。

これまで説明したように、「痛み」は生命に危険が迫っている警告信号の役割を持つことは説明しました。この警告信号は図の「プロスタグランジン（ＰＧ）」という物質です。

痛みは緊急事態を知らせる信号なため、プロスタグランジンは手っ取り早くどこにでもある細胞膜から生成されます。これが傷つくことで、アラキドン酸という物質に形を変えます。

生成されたアラキドン酸から、酵素シクロオキシゲナーゼ（ＣＯＸ）の働きで、さまざまな活性物質（ＰＧ

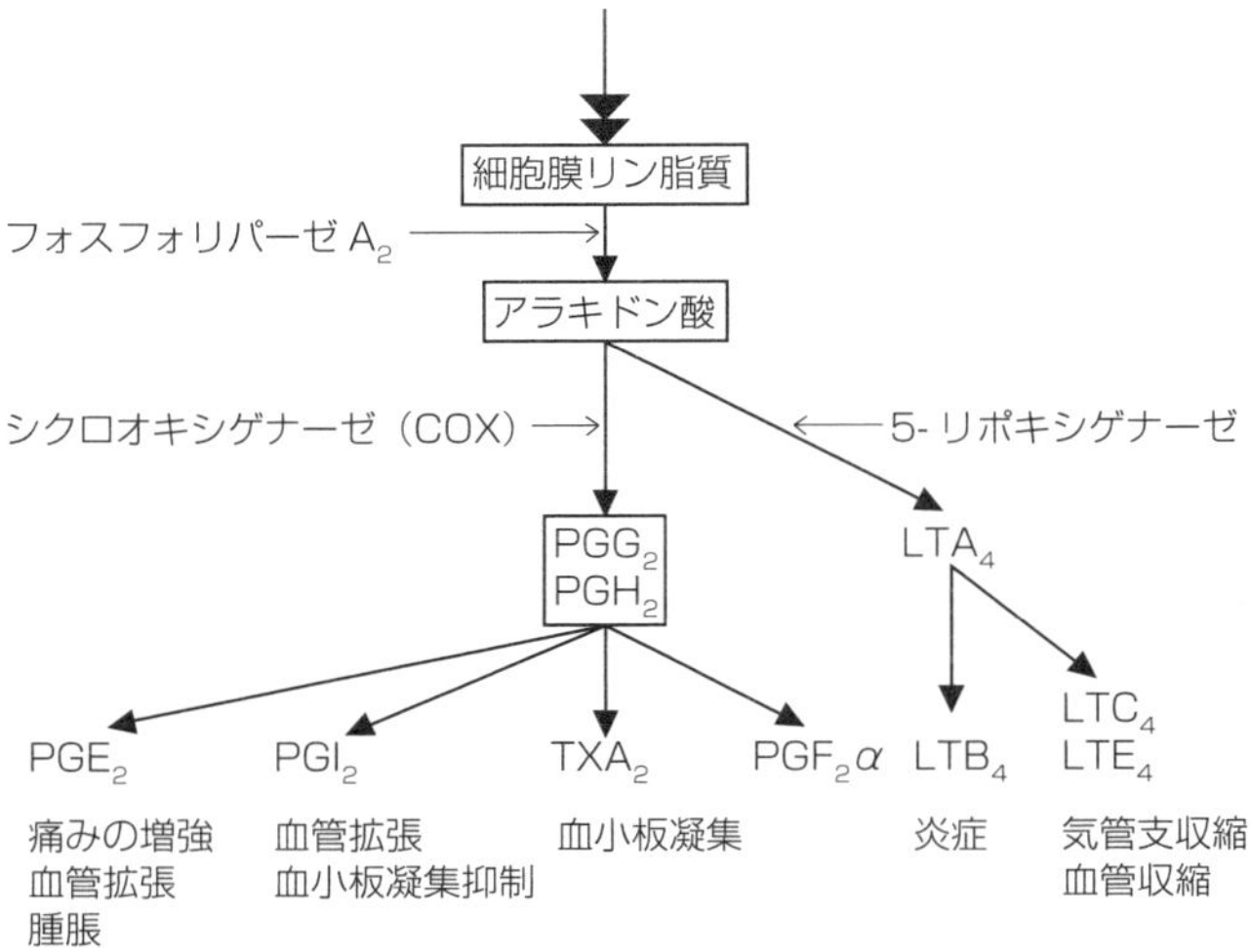

図49　消炎鎮痛剤

Ｅ２、ＴＸＡ２など）が生成され、図に示したようにさまざまな作用をもたらしてくれるのです。この中でも特にＰＧＥ２が痛みに最も深いかかわりを持ちます。

簡単にいえば「ＰＧＥ２」が生成されなければ、痛みは抑えられるということです。

ここで登場するのが「消炎鎮痛剤」です。

これは、シクロオキシゲナーゼ（ＣＯＸ）の働きを阻害するため、アラキドン酸がＰＧＧ２、ＰＧＨ２に変化するのを阻害し、結果として痛みの原因物質であるＰＧＥ２が生成されないため、痛みを抑えることができるのです。

でもよく考えてみてください。この「ＣＯＸ」を阻害してしまった場合、ＰＧＥ２だけでなく、ＰＧＩ２なども同時に産生が阻害されてしまいます。またＣＯＸが阻害されて、アラキドン酸がＰＧＧ２、ＰＧＨ２に変化できないため、あまったアラキドン酸はＬＴＡ４に大量に変化し、結果としてＬＴＣ４、ＬＴＥ４などが大量に作られてしまうのです。

この結果どうなるでしょうか？

ＰＧＩ２の役割をもう一度見てください。「血管拡張」と書かれていると思います。つまり、これが生成されないということは「血管拡張できない」ということです。次にＬＴＣ４、ＬＴＥ４の役割を見てください。「血管収縮」と書かれています。つまりこれらが多く生成されるということは「血管収縮作用が増強する」ということです。

つまり消炎鎮痛剤を使うとその結果、血管収縮作用が起こり、血流が阻害されるということです。

これは「治癒過程」において、非常にマイナスとなります。

というのは、現在障害がある場合、生体はその修復へ向け、障害部位へ大量に血液を供給、つまり栄養補給し、治癒へ導こうと全力を尽くします。しかし、ここで消炎鎮痛剤を使い続けますと、その治癒過程で必要な血流改善を阻害し、治癒を遅れさせるのです。

これが消炎鎮痛剤の使い方を誤ると、治癒の邪魔をするという理由なのです。

また、この経路で消炎鎮痛剤は痛みを阻害するわけですから、神経が傷ついたことが原因で起こる慢性期の神経因性疼痛では消炎鎮痛剤を飲んでも効果を発揮しないのです。

以上から、消炎鎮痛剤は、急性期、痛みを慢性化させない、つまり神経に覚えさせないために短期間のみ使用するのが適切で、それ以上漫然と使うべきではないということがご理解できるでしょう。

これはいわゆる貼付剤の消炎鎮痛剤（通称シップ）も同じで、皮膚を通じて血管内に薬が入っていきます。よって慢性に貼付し続けますと、その部位の血管を収縮させ、体を冷やし、治癒を遅れさせてしまうことになるのです。

⑤消炎鎮痛剤の副作用

今から報告することに少しびっくりされるかもしれません。

一九九六年Ｓｈｉｇｈらが「消炎鎮痛剤を飲んでいる一三〇〇万人のうち、その内服が原因でなくなった人が一万六五〇〇人いる」という衝撃的なデータを発表しました。

また、Ｈｕａｇｈが行ったメタ解析によると、消炎鎮痛剤を飲まない人に対し、飲む人は消化管潰瘍の発症率が一八・一倍にも上るという論文も発表されています。

消化管潰瘍になりやすいという話は、お聞きになったことがある方も多いでしょう。現在一緒に胃薬を処方されている方も多いのではないでしょうか？

ただ、一八倍以上という数字には驚かれたと思いますし、何より「死ぬ危険がある」ということには愕然とされたかもしれません。

（図50）は「日本消化器学会雑誌」一九九五年に報告された消炎鎮痛剤が副作用を起こすと考えられる機序です。

ここに粘膜障害の機序が示されているのですが、もう一つ大きな問題があります。それは「活性酸素産生増加」という問題です。

現在、この活性酸素が大きく取り上げられており、これがさまざまな疾患の発症の原因となっているということは、ご存知の方も多いでしょう。その中でも最も問題になるのが「癌」です。活性酸素が増加しますと、細胞が傷つき、それにより、細胞修復の過程で遺伝子の異常が生じ、癌細胞が発生する

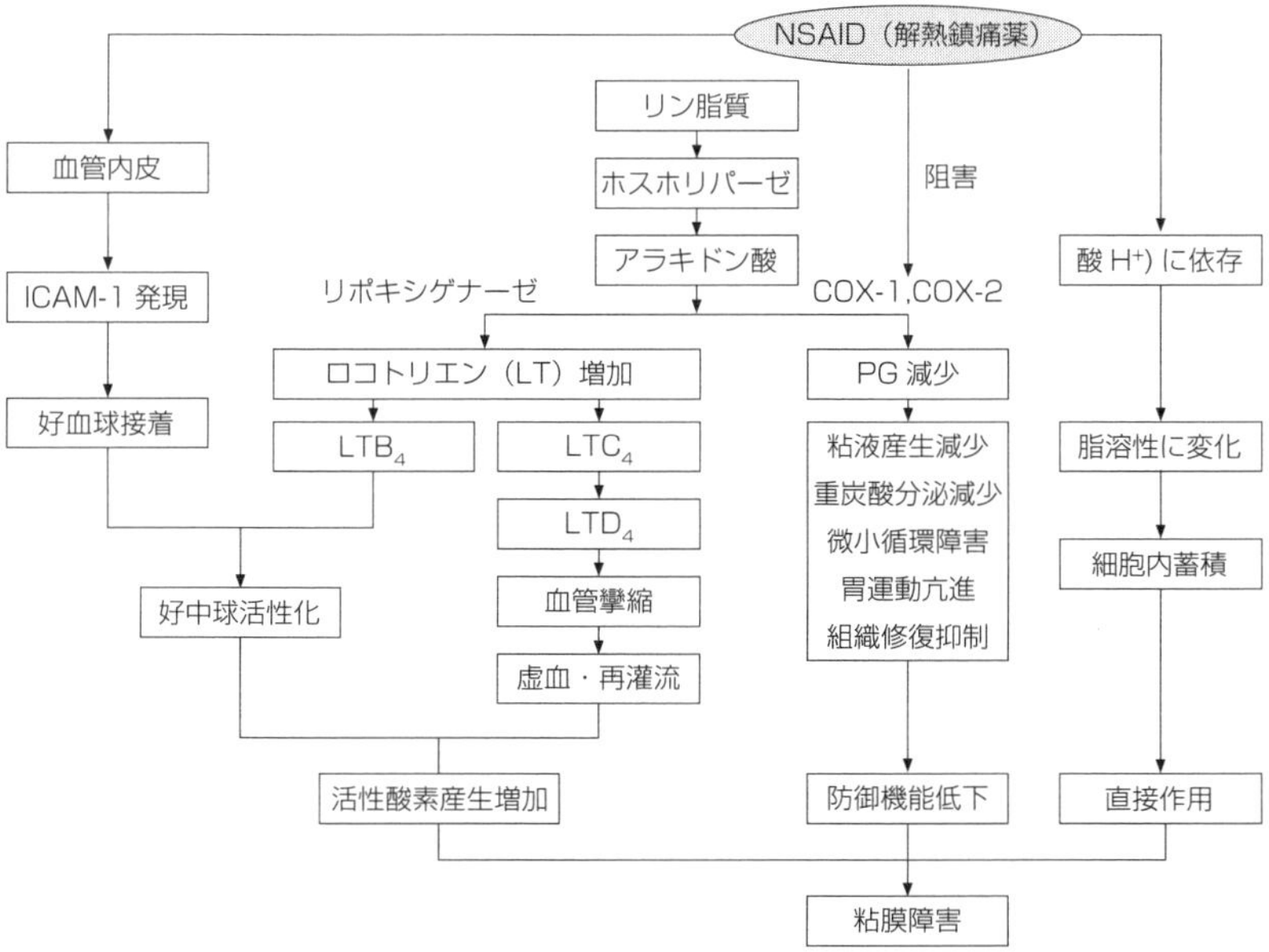

図50 消炎鎮痛剤と副作用

のです。

もう、ここまできますと、消炎鎮痛剤は怖くて飲めないですね。

再度になりますが、「消炎鎮痛剤」は初期に飲む分、また痛みがひどいとき屯用で飲む分はまったく問題はありませんし、特に、痛みを慢性化させないために神経に痛みを記憶させないという意味では重要です。

ただ、前記を理解せず漫然と内服することが非常に問題なのです。

よって、本書を読まれた方は、前記のことを理解し、自己管理を行ってください。

⑥「でも、私は医者に何年もシップ、痛み止めを出してもらっていますが…？」

このような疑問を持たれた方が非常に多いでしょう。

それはなぜでしょうか？


正直、この消炎鎮痛剤の機序を理解していない先生もいらっしゃるかもしれません。しかし、大半の先生は以下の二つの理由から処方されていると思います。

(1)消炎鎮痛剤以外、痛みを取る手段を持っていない
(2)患者さんが強く望むため

(1)に関しては、だからこそ私はＹＮＳＡを世に広めたいと考えています。これなら、外来で多くの時間をかけず施行可能ですし、知識そのものもシンプルで、導入しやすいです。私の今後の使命としてがんばります。

(2)は実は大きな問題です。私も外来で経験しますが、前記のように説明しても聞いてくれない方が実はかなりいらっしゃいます。「いいからとにかく痛み止めを出してくれ」「シップを処方してくれ」と希望されます。これを拒みますと、場合によっては「お前は理屈をいってシップも出さないのか、なんて不親切な医者だ」と声を荒げる方もいます。もちろんその方がその後私の前に来てくださることはありません。

そして場合によっては「あの医者はシップもくれない。患者の苦しみを理解しない不親切な医者だ」と痛烈に批判、現在では、インターネットにまで書かれる場合もあります。これは特に開業されている先生に

とってはデメリットが大きすぎると思います。

この問題に対して、もちろん、医師側の問題は否めません。しかし、それをもらう患者さん側にも問題はあると考えます。よって、本書を通じて、一人でも多くの方に理解していただければうれしいと思っています。


ＹＮＳＡの紹介の本で、「痛み」にこだわった最大の理由は、この「消炎鎮痛剤」の使い方を理解していただきたかったからです。

とにかく、消炎鎮痛剤を漫然と飲み続けている方が多く、それに伴うマイナス面が心配でなりませんでした。

よって、多くの紙面を使い、説明させていただきました。

痛みは自分しか理解できない孤独な辛い感覚で大変だと思います。

ただ、消炎鎮痛剤がその痛みを悪化させる場合があることをご理解ください。

追記：この消炎鎮痛剤の使い方はあくまでも一般的なもので、場合によっては長期必要になることもあります。また、現在より副作用の少ない消炎鎮痛剤の開発も盛んに行われていることを追記させていただきます。

3　痛みに負けない治療法

急性期：急性期の痛みは我慢せず、早めに痛みを除くべきです。その機を失うと難治性疼痛へ転化する危険が大きいことはこれまで説明したとおりです。

痛みの火は、早いうちに消し、大火事にならないようにしてください。

慢性期：慢性期の痛みの対処が問題となります。

私にはＹＮＳＡという手段があり、また漢方専門医の資格を持っているため、生体に負担をかけず改善に導く対応方法はあるのですが、それでは一般の方はどうすればよいでしょうか？

①保温（加温）療法

ここで一つ、前記した、治癒の過程のことを思い出してください。

地球上最強に進化した人類は、体内に無駄な機能は一切なく、すべてが完璧なシステムとして機能しています。その人類の創傷治癒の過程において、「血管拡張」に重きを置いていたのを思い出していただけたでしょうか？

つまり、最も大切なことは、現在問題のある部位にできうる限り栄養を送り、修復を行うことです。痛みを軽くするためには「血流改善」が最も大切なのです。

それを私たちが最も簡単に行う方法は何でしょうか？

それは

「温めることで血管を拡張させること」

なのです。

私が外来でお薦めする簡単な方法は、シップの変わりに「使い切りカイロ」を貼ることです。

この加温により、血管が拡張、また温度で血液がサラサラとなり、血流が改善するため、体内が行う治癒過程をより助けることとなります。

また、近年、「温める」ことの重要性を証明するさらなる化学的物質の存在が発表されました。

それは「ＨＳＰ（heat shock protein：熱ストレス蛋白）」というものです。これは熱により増殖し、治癒を促進するという蛋白です。

私たちは日常で、さまざまな病気、さまざまな痛み（ストレス潰瘍、疲労、筋肉痛など）を経験します。その原因の根本に細胞内にある蛋白障害が上げられます。

この蛋白障害を修復してくれるのが、ＨＳＰなのです。

これはとても賢く、心が広く、相手がどんな蛋白であっても、良性蛋白に修復してくれるというすばらしい蛋白です。

また、あまりに細胞障害がひどくＨＳＰでは修復不可能と判断しますと、細胞を死へと導いてくれるのです。これは変な細胞を残しておくと癌や病気になるため、「アポトーシス」という細胞自然死へ導き排除してくれるのです。

つまり、ＨＳＰとは、一生懸命細胞を修理し、何とか元気にしようとし、そしてどうしても治らなければＨＳＰが判断して、細胞を死へ導いてくれる体内のレスキュー隊なのです。そして、このＨＳＰを増加させる最も良い方法が温めることなのです。

よって、皆さんは「温める」という行為を最も大切にしてください。以上を踏まえれば、温泉、入浴をはじめ、低温サウナ、冷やさないように腹巻き、湯たんぽなどを使用することも大切であるのはいうまでもありません。

なお、「温シップは良いですか?」と質問されることがよくありますが、これは結論からいいますと、私は「不可」と考えています。なぜなら温シップとは「シップに唐辛子を塗ったもの」だからです。つまり、体が熱いと感じるのは、唐辛子の皮膚炎症効果によるもので、実際内部を暖めるわけではありません。またもともとは消炎鎮痛剤の成分のため内部の血管は収縮させ、冷やします。そこから考えれば、この温シップは「上は大火事、下は大水」と体を混乱させる行為を起こし、体内にストレスを生じさせるのではないかと考えています。とにかく、温シップは深部を温めるものではないとご理解ください。

②運動療法

オーストラリアで発表された論文では、腰痛を発症した患者、九三七人において一年間追跡し、治療改善をみた論文があります。

この論文の解析によると、回復までに時間を要した原因として以下のものが特定され、治癒に対して悪影響を与えたということでした。

(1)高齢
(2)事故などにより保険などから補償を受けている
(3)受診するまで腰痛有症期間が長い、また体を動かさないでいた日数が長い
(4)落ち込んだ気分、腰痛が治らないのではないかという不安

この中で、特に「体を動かさなかった」ことで、治癒が長引いたという事実に眼を向け、運動について述べたいと思います。

外来でよく「どんな運動が良いですか?」と聞かれることが多いので、腰痛を含め、体全体のバランスを整え、負担のかからない運動をお示ししたいと思います。

運動の良さを別の視点で再確認

運動するのは良いことだとは、多分ほとんどすべての人が思っていることでしょう。

データを示すまでもないですが、デンマーク人七〇〇〇人を対象にした調査でも、定期的に運動しているグループはしていないグループより三五パーセント死亡率が低下するという結果が示されました。

しかしなかなか続きません。

なぜでしょうか？　それは人間が（当然私も）「悲しいくらいに楽を求める」生物だからです。

ただし、本書を読んでいる人の中には、痛みを含め何らかの病気、または病気の一歩手前という人も多いはずです。

ならば、それをチャンスと捉えましょう。

なぜなら切羽詰まったときに人間は重い腰を上げ、一旦上げてしまえばすごい力を発揮する能力があるからです。

今こそ、地球に生命が生まれて三八億年の進化の中で「究極の生物」として地球上に君臨する人間の自然治癒力を見せようではありませんか！

私も、さまざまな本、自己体験、理論などから最もシンプルで、長期継続が可能であり、しかも効果を理論として説明できる運動を提供していきます。

続けることは確かにつらいです。しかし人間は実は三週間継続しますと、その行為は習慣化し、逆に行わないことがストレスになるということがわかっています。

よって、とにかく三週間、できるものから続けてください。それでも続かないなら、その運動はあなたにはあっていない運動と考えてよいでしょう。

ただし、競技スポーツとは違い、体に無理をしてやるものではありません。

よって以下のことを守り、楽しみながら行ってください。

「疲れたら止める、無理しない、鍛えようと思わない、ムキにならない」

つまり

「いいかげん（良い加減）」で、余裕を持ってやることが重要です。

なお、「これが絶対！」というものはなく、この中から、自分にあったものをできる範囲で行ってくれればよいです。

運動１：基本は当然散歩から！

散歩を否定している本は皆無でしょう。

私自身ももちろん運動の最初としては有酸素運動の代表である散歩を挙げます。

効能ですが、体に良いのはもちろんですが、ここでは特に「脳の効能」を強調します。

まず歩行による下肢の筋肉刺激（ちなみに筋肉の七割は足に集中）は直接脳細胞刺激作用があり、また脳内に幸福ホルモンとして有名になったエンドルフィンを増加します。

これにより、痛みに対する不安は軽減し、幸せな気分へと導かれます。

また歩行により全身の血流がアップ、脳における酸素供給量が一・五倍にアップし脳代謝が活発になるのです。

また、これに「天気の良い日」つまり太陽の光を浴びながらの散歩はさらに良い効果を発揮します。

というのは、「太陽の光」と、「単純なリズム運動＝散歩」はともに脳内にあるセロトニン神経を活性化させるからなのです。

セロトニン神経の活性に伴い脳内でセロトニンが放出されますと、脳全体が活性化され、元気な状態へと導かれるのです。

以上脳刺激効果、血流、代謝改善効果、セロトニン分泌作用などにより脳機能全般は改善し、精神安定効果、抗うつ効果、不安軽減効果、精神高揚効果などが見られます。

つまり「散歩」は天然の精神安定剤なのです。

ではどれくらい歩けばよいのでしょうか？

「一日一万歩」はよくいわれ、確かに健康維持の理想かもしれません。しかし、これは非常に困難な目標であり、最初からこれを目指すと挫折しますし、高齢者、まして現在病気を抱えている人には到底達成困難と思われます。

よってこの「一万歩」なんて気にしないでください。

前にも書きましたが「良い加減」で本人の状態に合わせ、まず五分でもよいので、歩くことから始めればよいのです。

一応、理想の歩き方として、「早足（一〇〇メートル／分）、歩幅を広くし、かかとで着地し、つま先で踏み出すことを心掛け、リズミカルに歩く」と書きますが、これも参考程度で個人のできるスタイルでよいです。

それとアドバイスとしては日常生活を含め良い靴下、良い靴を心掛けてほしいものです。

なお、非常にまれな意見ではありますが「運動は活性酸素を増やし、かえって体に悪い」と書いている記事を目にします。確かに運動しているると活性酸素は若干増えます。しかし、それ以上に各細胞内にあるミトコンドリアの活性酸素除去機能が上昇し結果として、運動で発生する活性酸素以上に体内の活性酸素を除去することがわかっているのでそのような変な説に惑わされないように楽しんでください。

これにより「治らないのではないか」という不安は和らぎ、改善に向けて一歩前へ進んでいきます。

運動2：スワイショウ（別名：腕振り体操）

肩、脊椎、腰の関節をスムーズにする運動として気功の基本となる

「スワイショウ」をお薦めします。

これを毎日行えば、背骨のゆがみが矯正され、緊張している肩や腰を緩め、背骨の両側の筋肉もほぐれ、血流が良くなり、治癒へ向けて促進されます。

前後スワイショウと後で述べる回転スワイショウを組み合わせて行うとさらに効果的です。

前後スワイショウ

(1)足を肩幅に開き、膝の力を緩めて立ちます。

(2)両腕が平行になるように前後させます。この時、後方運動には少し勢いをつけ、前方には力を入れず、振り子の要領で前後させます。いわゆる健康維持のためには一日五〇〇回（約八分）、病気を治すためには二〇〇〇回（連続でなくてもよい）といわれます。しかし二〇〇回でもよいのでまず始めることが大切です。

応用として足元にツボマッサージを置き、ついでに足つぼ健康法も行うというやり方、また膝関節もスムーズにする目的で、腕を後ろに引くときに膝を曲げ、前に出すとき膝を伸ばすという動作を加える究極業もあります。慣れてきたら試してみてください。

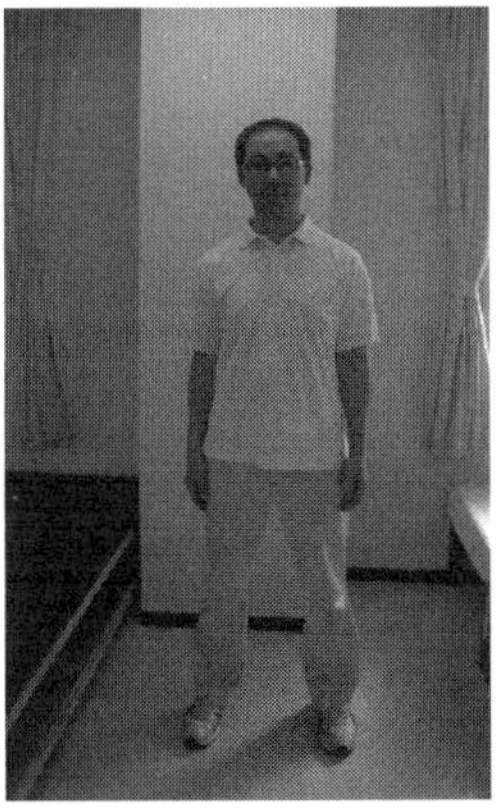

足を肩幅に開き立つ

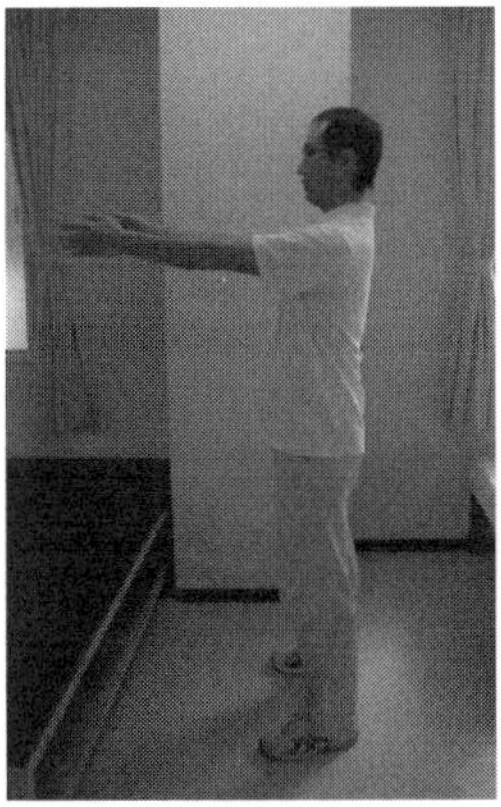

両腕が平行になるように前後させる

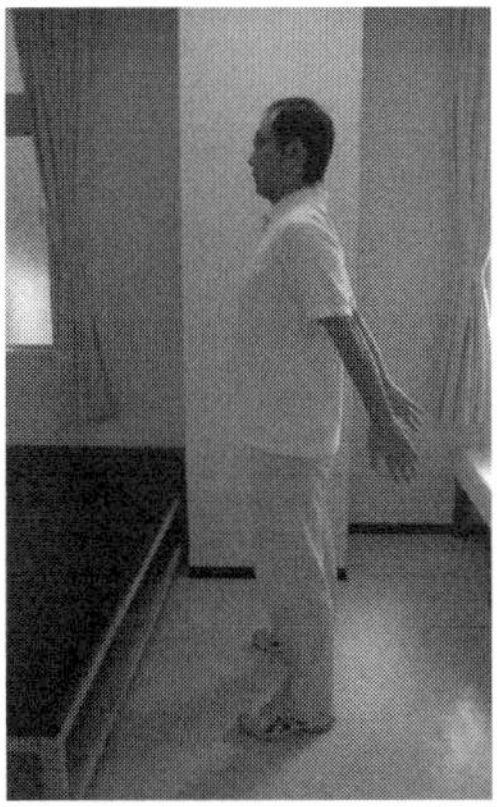

後方運動には少し勢いをつける

なお、これを行っていますと、手のひらが赤みを帯び、温かくなります。また気功動作の基本であり、生命エネルギーである気の流れが非常に良くなるため、三〇〇回を超えたあたりから、気持ちよすぎてずっと続けていたい気持ちになってきます。ぜひ、チャレンジしてみてください。

回転スワイショウ

(1)両足を肩幅よりやや広めに開き、膝の力を緩めて立ちます。
(2)息を吸いながら両手を広げ背骨を軸に腰を右に回し始めます。振り切った両手を体側にポンと当てます。
(3)その後リズミカルに左、右と繰り返します。
(4)一〇回程度から初め、慣れてきたら四〇～五〇回程度行ってください。一日何度行っても良いです。

なお、呼吸は片側に回すときに吸い、逆側に回すときに吐きます。つまり一往復一呼吸としてください。

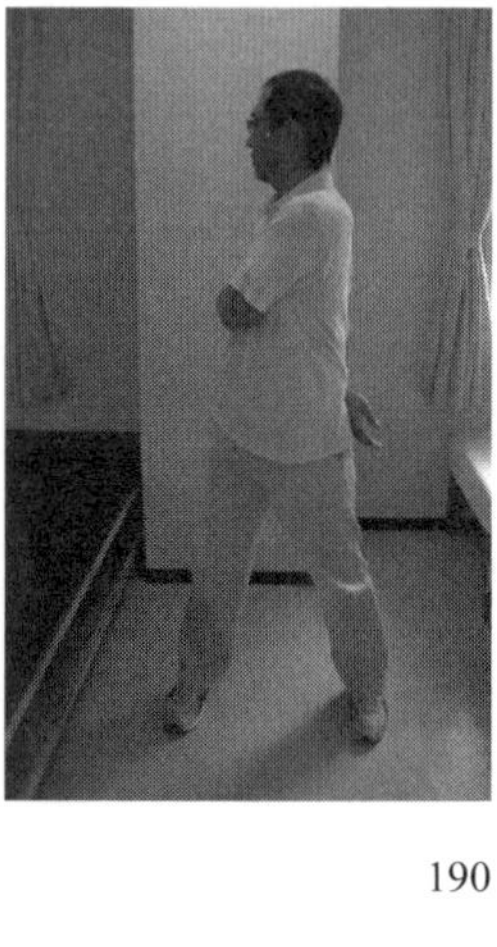

腰を右に回す

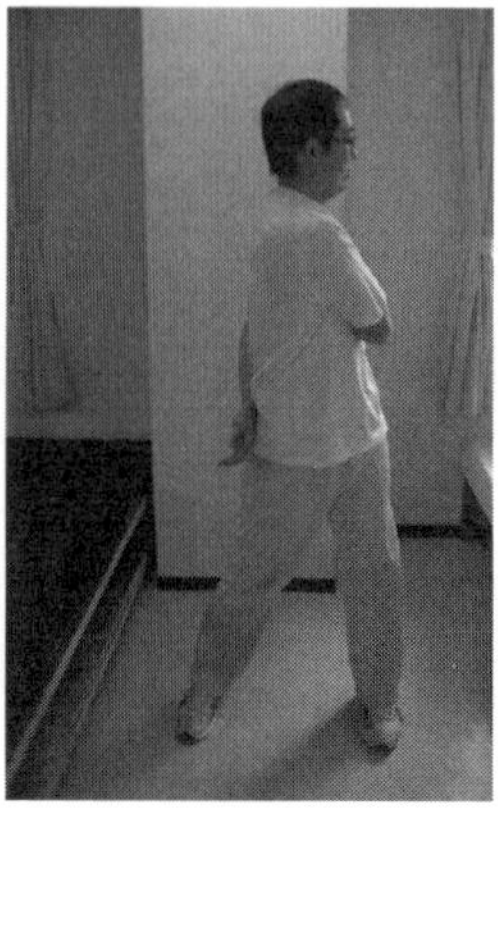

リズミカルに左、右と繰り返す

運動3：かかと落とし運動

かかとを落とすときの振動により、気の流れを良くし、またその際感じる脱力感により、筋の緊張を解きます。さらにかかとを上下させる運動は下半身の筋力を強化させ、「ミルキングアクション」を大きく働かせ全身の血流改善作用を促進します。

「ミルキングアクション」とは、筋肉中の毛細血管が収縮、拡張することで、血液を心臓側へ押し上げる、いわゆる「乳搾り効果」のことです。下半身は心臓より遠いため、足の筋肉が第二の心臓の役目を果たし血流改善に大きく寄与します。

「かかと落とし運動」のやり方

(1)足を肩幅と同じくらいに開き、肩の力を抜いて立ちます。

(2)かかとを軽く上げ、ストンと力を抜いて落とします。リズミカルにとんとんと何度か繰り返し、足がだるくなったら止めます。なお、このとき、背伸びをするような無理な動作はしないでください。

(3)片足の膝を曲げ後ろに引き、前にポンと力を抜いて振り出します。反対の足も同様にだるさが取れるまで、左右交互に足を振ります。だるさが取れたら(1)～(3)を繰り返します。なおやりすぎは逆効果。疲れた

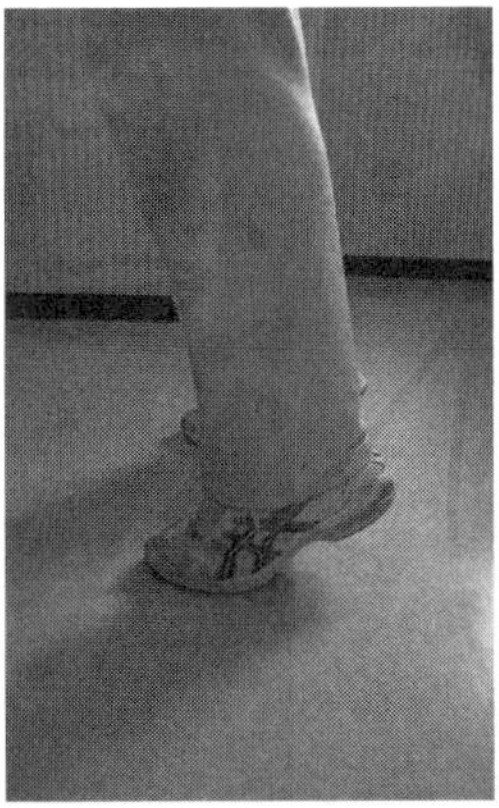
かかとを軽く上げる

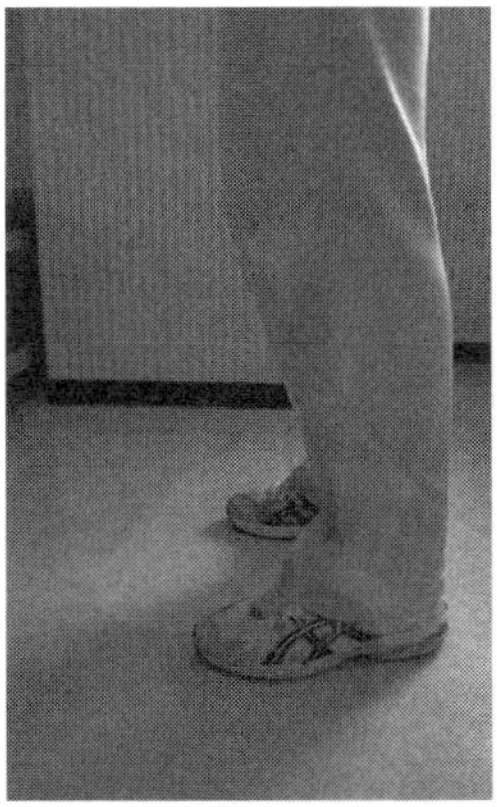
力を抜いて落とす

らすぐ止めてください。

運動４：イス歩き体操

日本体育施設協会認定トレーニング指導士である宮田トオル先生が推奨する「イス歩き体操」を参考に紹介します。

これはイスに腰掛けたまま、筋肉を縮め、引っ張られている筋肉を緩めることで血流改善による治療効果を狙います。

(1)両足をきちんと床につけた状態で膝が直角になるくらいの高さのイスに、お尻に筋肉を意識して座ります。

(2)肘を直角に曲げ、足踏みをします。足踏みポイントは膝を上げるのではなく、太もも全体を持ち上げるようなイメージで行うこと（自分のできる範囲で上げればよいです）。

(3)腕は、足踏みのリズムに合わせて前後に振っていきます。後ろは力強く、前は小さく振ります。

(4)自分のペースで一～五分を目安に行ってください。

これなら、雨の日の散歩代わりにもなります。

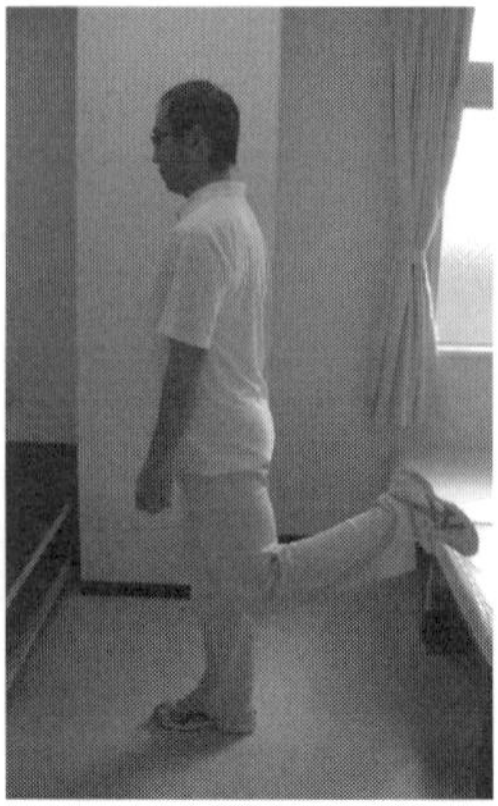
膝を曲げ後ろに引く

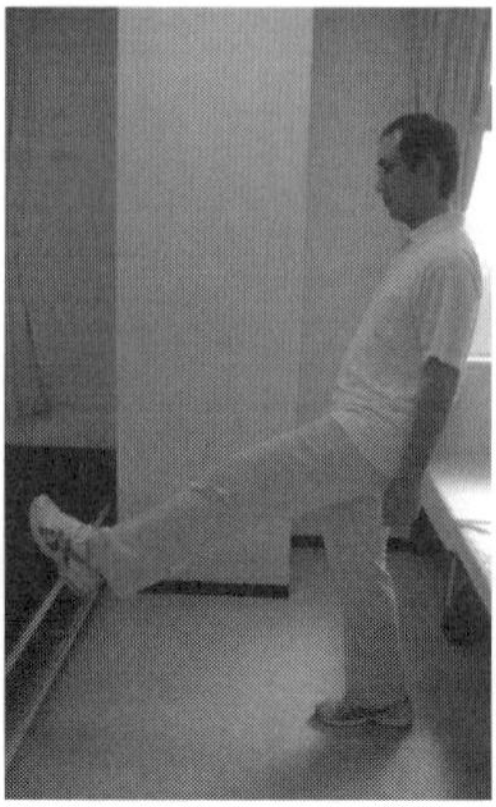
力を抜いて振り出す

以上、私がお薦めする運動療法を紹介しました。

この中で、自分の現在の状態と合わせて、やれる運動からがんばってください。

これ以外、食事、睡眠なども治癒のためには当然必要となりますが、そこまでお話しすると長くなるため、ひとまず「痛み」と戦う「運動」のみとしました。

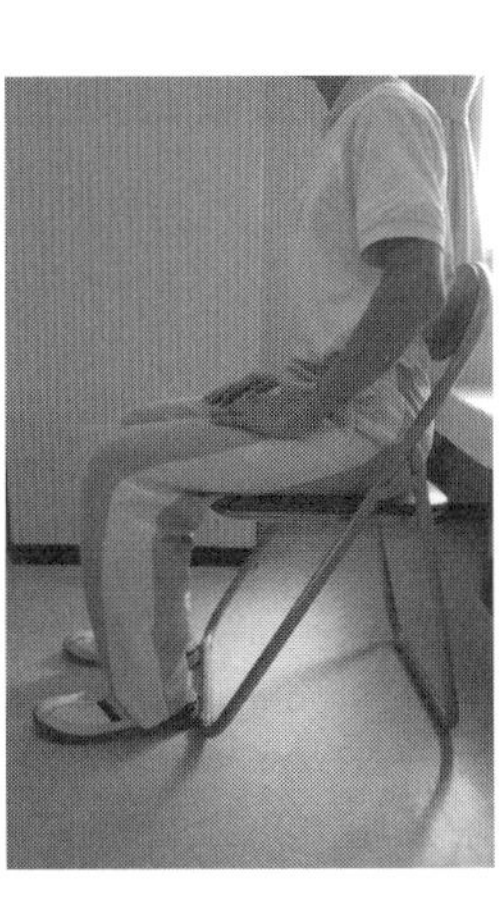

膝が直角になる高さに座る

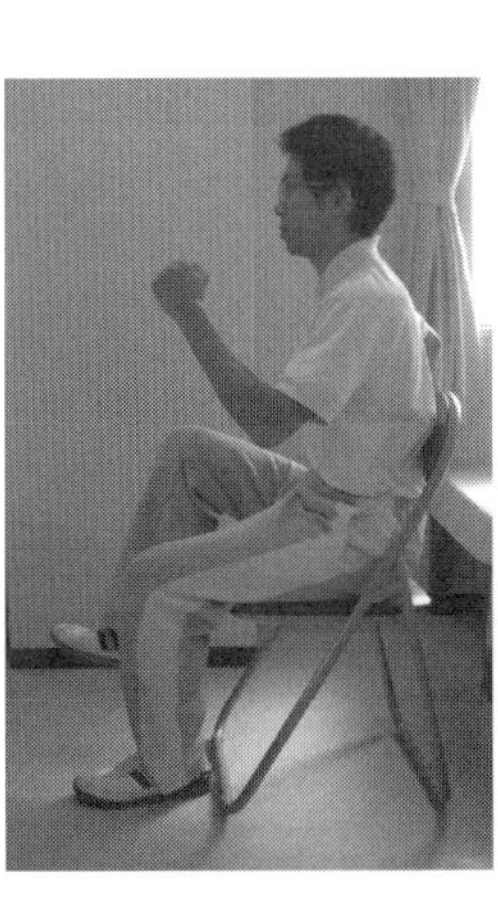

太ももも全体を持ち上げる

おわりに

私は、子供のころ、野球少年でした。もう夢中で、「将来は甲子園に行き、巨人軍に入る」という夢で一杯でした。

しかし、まだ骨格も、フォームも固まっていない中でボールを投げ続けたため、肘に激痛が走るようになり、気が付けば九〇度以上肘を曲げることができなくなっていました。有名な整形外科をはじめ、県立病院、医大などを受診しましたが改善なく、最後の病院では「もう野球は無理だから、サッカーにでも変更しなさい」といわれ、号泣したことを覚えています。

その後一年半、さまざまな治療を行いましたが改善なく、半ば治癒を諦めていたころです。私たちの野球チームはある公園で練習試合中でした。そこに、犬の散歩に来られていた初老の男性と、応援に来ていた父がたましゃべる機会がありました。

男性：「こんにちは、息子さんの試合ですか？」
父　：「はい、子供は一塁の左利きの子です。もともとピッチャーなのですが、肘を壊して今はできるだけボールを投げないように一塁を守っています」
男性：「これまで色々治療しましたか？」

父　：「はい、注射から鍼、灸などしましたが、まったく改善ないままです」
男性：「ふーん、そうですか。では、だまされたと思って私の所に来てみませんか？」

これが、山重先生と私の偶然の出会いでした。先生は内科の医師でしたが、西洋医学のみの医療に限界を感じ、鍼治療、気診治療など東洋医学を取り入れて、さまざまな疾患を治癒に導いているとのことでした。私は、正直、あまり期待していませんでした。なぜなら、小学生の私にとっては本当につらかった注射、お灸、電気鍼、整体などの治療を行ってもまったく改善がなかったからです。

初めてお会いした時、先生はニコニコと、

「はいはい、直哉君だね。よくがんばってきたね。私の見た感じではきっと治るよ」

とおっしゃってくれました。


そして、鍼、磁石、電気などを使い、「ちょんちょん」と一〇分くらい治療してくださいました。

「はい、終わり。肘を曲げてごらん」

(何だ、これ。こんな治療で治るわけないや)

と心の中でつぶやき、肘を曲げたとたん、衝撃が走りました。


なんと、肘が曲がったのです。まったく痛みなしに！　この驚きと感動は今でも昨日のことのように思い出します。その後数回の治療で完治し、ボールを投げられた時はうれしくて涙が出ました。

それから、私の夢は
「山重先生のような医者になりたい」

に変わり、医者を目指すことにしました。

ただ、これまでたくさんの西洋医学的治療を行いましたがまったく改善はなく、鍼を含めた東洋医学的治療で治ったため、私の心は東洋医学のみに傾いていました。

「山重先生、僕、先生みたいに東洋医学の名人を目指します」

そのように先生にお話しした時、先生は優しくこうアドバイスしてくださいました。

「確かに、東洋医学は二千年以上の歴史があるすばらしい治療方法だよ。でもね、東洋医学が得意な疾患もある一方、西洋医学が得意な疾患もあるんだ。また両方行えば治療効果がぐっと高まるものもある。よってどちらかに偏るのではなく両方を勉強するのが最も大切だよ。ただ、西洋医学と東洋医学を一緒に勉強すると、東洋医学に興味のある直哉君は、西洋医学が疎かになる可能性がある。よってもしお医者になるための医学部に入学できたら西洋医学で専門医を取るまでは、東洋医学に触れず、勉強しなさい」

なお、山重先生はこの後、私が治療していただいた大分県から鹿児島県に異動になり、さらにそれから数年後亡くなられたため、これが私に対する遺言という形になりました。

よって私はこの教えを守り、琉球大学医学部入学後、西洋医学専門医取得までは東洋医学は封印すると決め、学生時代は西洋医学のみを勉強しました。そして卒業後、小児科を専攻、最短で専門医取得後、すぐに、かねてからずっと恋い焦がれていた山元病院の門をたたきました。そして約三年間、ほぼ毎日、ＹＮＳＡの創始者、山元敏勝先生の診療を見学し、技術、知識、そして最も大切な患者さんに対する「慈愛の気持ち」を教えていただきました。

そして、今、私が山重先生から肘を治してもらったように、ＹＮＳＡで曲がらない膝、肘を、さまざまな痛みを、そして心の苦しみを治そうと努力しています。このＹＮＳＡの技術に加え、無血刺絡、漢方薬、プラセンタツボ打ち注射など東洋医学を含めた補完代替医療および西洋医学的な医療のすべてを使う「統合医療」で一人でも多くの患者さんの苦しみを少しでも楽にできるようにがんばっています。

ひとまず、二〇〇九年三月で山元病院を卒業、四月からは、ＹＮＳＡを日本中に広めるため東京に出てきました。と同時に、私の持っている知識と技術だけでは対応できない疾患、「癌」と戦うため、癌治療における補完医療の第一人者水上治先生の下で、癌と戦うためのツール、超高濃度ビタミンC療法、放射線ホルミシス、温熱療法などを現在勉強しています。

西洋医学がすべてではありません。

ただし東洋医学ですべての病気が治るなどというおこがましい思いもありません。

お互いがお互いを否定するのではなく、それぞれの苦手な部分、得意な部分を把握し、その部分をお互いが上手く利用し、世界のどこにもない「日本的統合医療」を目指していきたいと思います。またそのような日本医療を構築するために、微力ながらがんばっていく覚悟です。

この本が、そのような未来へ向けて、少しでも役に立てば幸いです。

皆さんが健康で笑顔でありますことを心よりお祈りして、終了とさせていただきます。

最後に、本書を出版するチャンスを与えてくださった三和書籍の高橋考社長、並々ならぬご尽力をいただきました編集部小川敬司さんに心より感謝申し上げます。

【著者紹介】

加藤　直哉（かとう　なおや）

2009年7月　健康増進クリニック分院・番町クリニック院長、
2011年8月　健康増進クリニック副院長。
2000年、琉球大学医学部医学科卒業。2006年、小児科専門医取得、山元病院勤務。山元式新頭鍼療法を学ぶかたわら一般内科、疼痛外来を3年間勤務。2009年4月から、統合医療の第一人者・水上治医師に師事している。

日本東洋医学会漢方専門医、日本小児科学会専門医、心理学博士、バイオレゾナンス医学会会員、日本統合医療学会統合医療塾第3期卒塾、癌活性消滅療法学会会員ほか

【監修者紹介】

山元　敏勝（やまもと　としかつ）

受賞歴

1962年、バッハマン賞（ドイツ）。1995年、ポーランド学士院賞。1995年、セーリング賞（ドイツ）。1996年、アルバート・シュワイツ賞ほか。

資格

国際医師鍼治療学会会長（元）、ポーランド医科大学国際研究所名誉会員、イギリス医師鍼治療学会名誉会員、イタリア医師鍼治療学会名誉会員、ロシア医師鍼治療学会名誉会員、ハンガリー医師鍼治療学会名誉会員ほか。

慢性疼痛・脳神経疾患からの回復
――YNSA山元式新頭鍼療法入門――

2011年 8月20日　第1版第1刷発行
2014年 8月30日　第1版第2刷発行
2015年12月15日　第2版第1刷発行
2017年 5月 9日　第3版第1刷発行
2019年 7月14日　第3版第2刷発行
2022年 2月17日　第3版第3刷発行

著者　加藤直哉

監修者　山元敏勝
発行者　高橋　考
発行　三和書籍
〒112-0013　東京都文京区音羽2-2-2
電話 03-5395-4630　FAX 03-5395-4632
sanwa@sanwa-co.com
http://www.sanwa-co.com/
印刷／製本　モリモト印刷株式会社

ISBN978-4-86251-112-6 C3047

三和書籍の好評図書

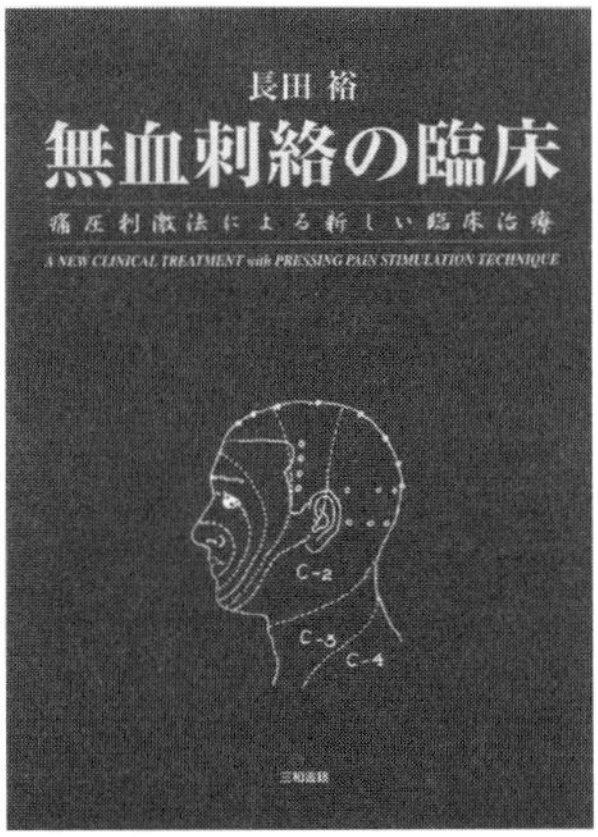

無血刺絡の臨床
＜痛圧刺激法による新しい臨床治療＞

長田　裕著

B5判　上製本　307頁　11,000円+税

本書は「白血球の自律神経支配の法則」を生み出した福田・安保理論から生まれた新しい治療法である「無血刺絡」の治療法を解説している。薬を使わず、鍼のかわりに刺抜きセッシを用いて皮膚を刺激する。鍼治療の本治法を元に、東洋医学の経絡経穴と西洋医学のデルマトームとを結びつけ融合させた新しい髄節刺激理論による新治療体系。

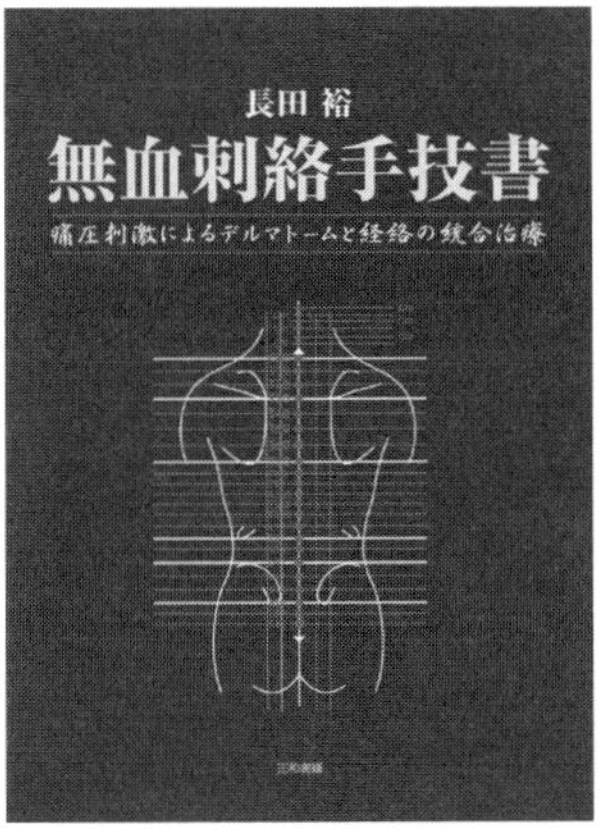

無血刺絡手技書
＜痛圧刺激によるデルマトームと経絡の統合治療＞

長田　裕著

B5判　上製本　147頁　6,000円+税

本書は、脳神経外科医である著者がデルマトーム理論を基に臨床経験を積み上げる中で無血刺絡の実技を改良してきた成果を解説したものである。

「督脈」の応用など新たな貴重な発見も多く記述されており、無血刺絡に興味のある鍼灸師、医師、歯科医師にとってはまさに垂涎の書である。

三和書籍の好評図書

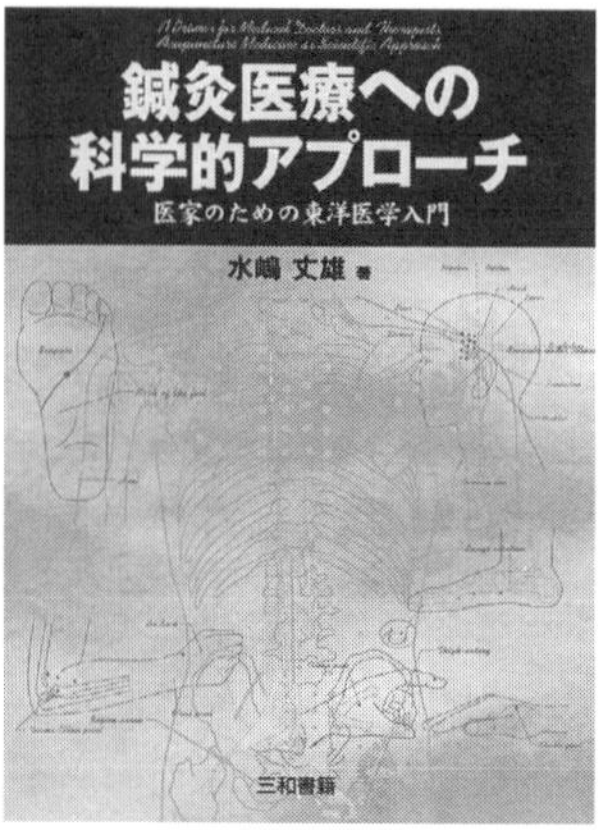

鍼灸医療への科学的アプローチ
＜医家のための東洋医学入門＞

水嶋丈雄著
B5判　上製本　120頁　3,800円+税

本書は、これまで明らかにされてこなかった鍼灸治療の科学的な治療根拠を自律神経にもとめ、鍼灸の基礎的な理論や著者の豊富な臨床経験にもとづいた実際の治療方法を詳述している。現代医療と伝統医療、両者の融合によって開かれた新たな可能性を探る意欲作!

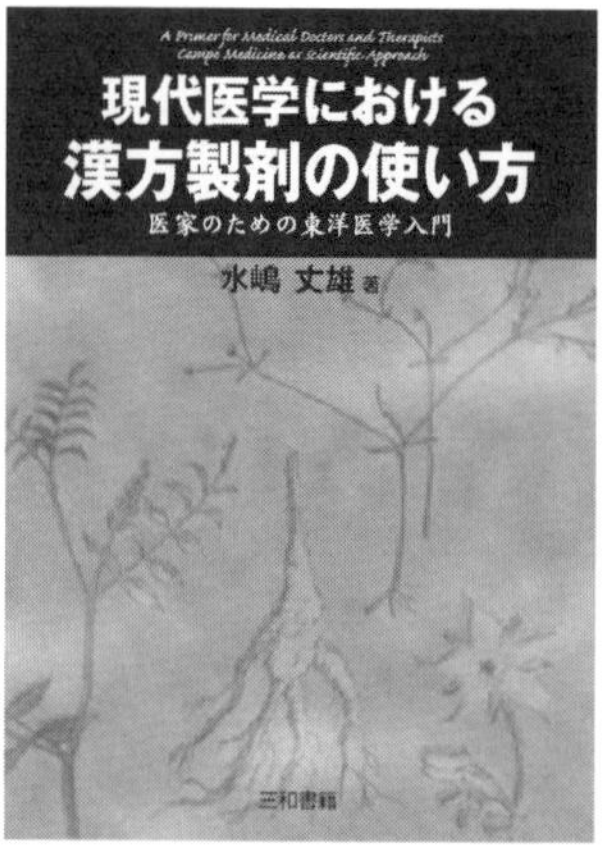

現代医学における漢方製剤の使い方
＜医家のための東洋医学入門＞

水嶋丈雄著
B5判　上製本　164頁　3,800円+税

現代医学では治療がうまくいかない病態について、漢方製剤を使おうと漢方医学を志す医師が増えてきている。本書はそのような医家のために、科学的な考え方によって漢方製剤の使用法をまとめたものである。

漢方理論を学ぶ際には、是非とも手元に置いていただきたい必読書である。

三和書籍の好評図書

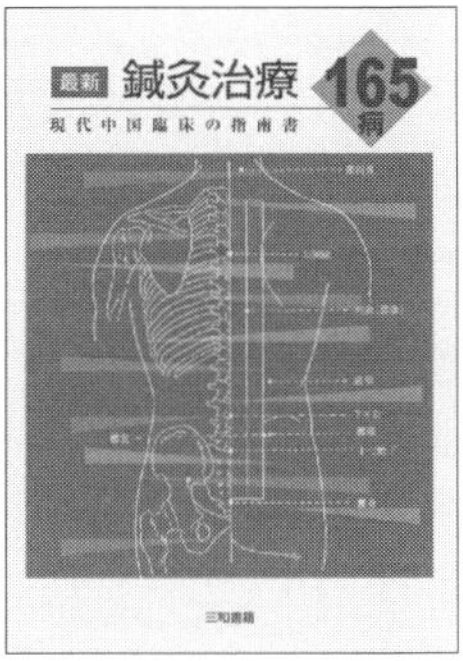

最新　鍼灸治療165病
<現代中国臨床の指南書>

張　仁 編著　　淺野　周 訳
A5判　並製本　602頁　6,200円+税

腎症候性出血熱、ライム病、トゥレット症候群など、近年になり治療が試みられてきた最新の病気への鍼灸方法を紹介する臨床指南書。心臓・脳血管、ウイルス性、免疫性、遺伝性、老人性など西洋医学では有効な治療法がない各種疾患、また美容疾患にも言及。鍼灸実務家、研究者の必携書。

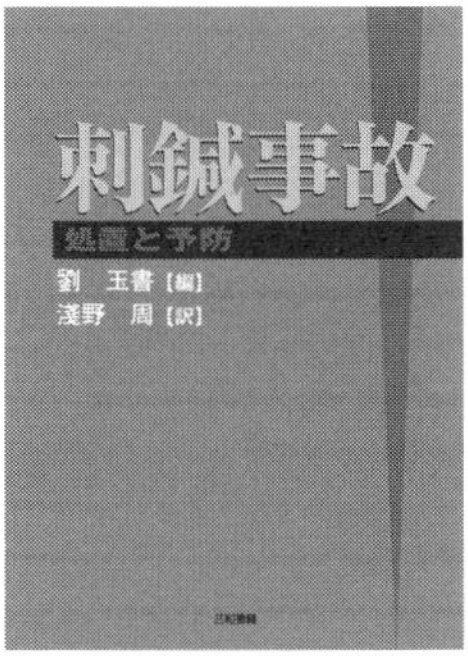

刺鍼事故
<処置と予防>

劉玉書[編]、淺野周[訳]
A5判　並製　406頁　3,400円+税

誤刺のさまざまな事例をあげながら、事故の予防や誤刺を起こしてしまったときの処置の仕方を図入りで詳しく説明。鍼灸医療関係者の必読本! 「事故を起こすと必ず後悔します。そして、どうしたら事故を起こさなくて効果を挙げられるか研究します。事故を起こさないことを願って、この本を翻訳しました」

（訳者あとがきより一部抜粋）

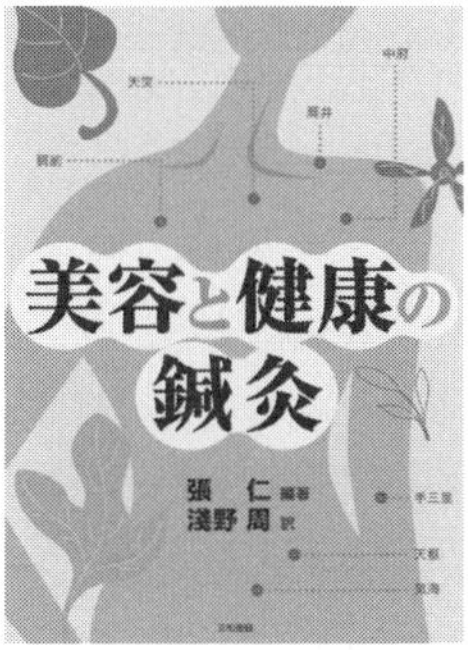

美容と健康の鍼灸

張仁　編著　　淺野周　訳
A5判　並製　408頁　3,980円+税

本書は、鍼灸による、依存症を矯正する方法、美容法、健康維持の方法を紹介している。美容では、顔や身体のシミやアザなど容貌を損なう皮膚病を消す方法を扱い、さまざまな病気の鍼灸による予防法も紹介。インフルエンザ、サーズ、エイズ、老人性痴呆症など多くの病気について言及している。鍼灸の専門家はもちろん、中医学に興味のある方には貴重な情報がまとめられた、まさに必携書である。

三和書籍の好評図書

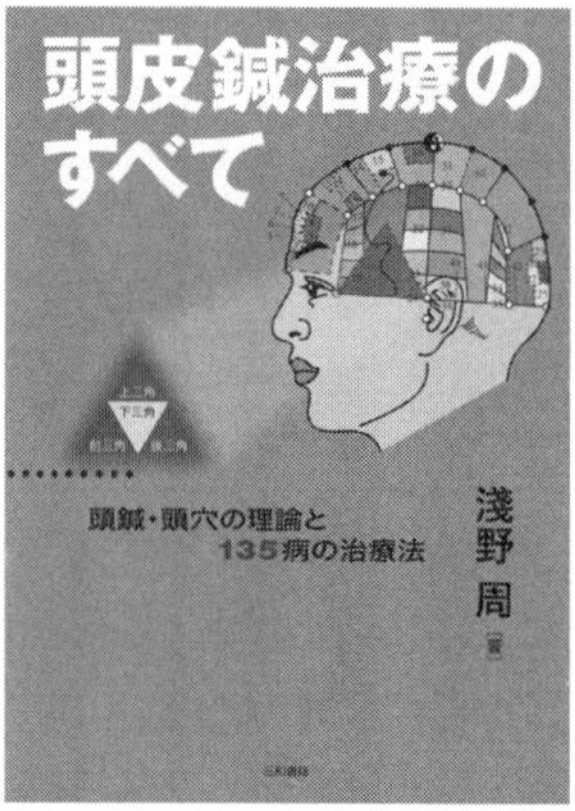

頭皮鍼治療のすべて

＜頭鍼・頭穴の理論と135病の治療法＞

淺野　周　著

A5判　並製本　273頁　4,200円+税

頭鍼では生物全息学説や経絡学説に基づき、すべての経絡が達する頭部の頭穴を刺鍼することで、全身各部の疾患を治療する。その疾患に関係する部位が分かれば、対応する頭穴へ刺鍼することで、誰でも的確な治療効果を得られる。

頭鍼治療は一般的に、脳卒中ぐらいにしか効果がないと思われている。確かに、頭鍼は脳障害に対して驚くべき治療効果を上げる。しかし、本書では内科・外科・婦人科・小児科・皮膚科・耳鼻咽喉科・眼科など、135病の疾患に対する各種「頭鍼システム」を使った治療処方を掲載しており、頭鍼治療の幅の広さを教えている。理論的で応用範囲が広いことが「頭鍼システム」の特徴だ。

本書は、頭鍼を網羅した体系書である。その内容は、各種頭鍼体系のあらましから詳細な説明、頭鍼と頭部経絡循行との関係、治療原理、取穴と配穴、最新の刺法を含めた操作法、併用する治療法、気をつけるべき刺鍼反応と事故、というように頭鍼理論の解説から実践治療の紹介まで幅広い。

すべての鍼灸師、医師必携の書!!

【目次】